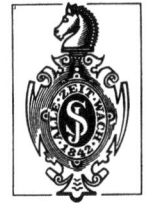

M. Marshall

Praktische Duplexsonographie

Mit 131 Abbildungen in 230 Einzeldarstellungen, davon 22 in Farbe

Springer-Verlag

Berlin Heidelberg New York
London Paris Tokyo
Hong Kong Barcelona
Budapest

Prof. Dr. Markward Marshall
Spengerweg 8

83684 Tegernsee

Titelbild: Klappe in der V. femoralis (7,5 MHz-Schallkopf)

ISBN-13: 978-3-642-77826-1   e-ISBN-13: 978-3-642-77825-4
DOI:10.1007/978-3-642-77825-4

Die Deutsche Bibliothek – CIP-Einheitsaufnahme
Marshall, Markward:
Praktische Duplexsonographie / M. Marshall. – Berlin; Heidelberg; New York; London; Paris; Tokyo; Hong Kong; Barcelona; Budapest: Springer, 1993

Dieses Werk ist urheberrechtlich geschützt. Die dadurch begründeten Rechte, insbesondere die der Übersetzung, des Nachdrucks, des Vortrags, der Entnahme von Abbildungen und Tabellen, der Funksendung, der Mikroverfilmung oder der Vervielfältigung auf anderen Wegen und der Speicherung in Datenverarbeitungsanlagen, bleiben, auch bei nur auszugsweiser Verwertung, vorbehalten. Eine Vervielfältigung dieses Werkes oder von Teilen dieses Werkes ist auch im Einzelfall nur in den Grenzen der gesetzlichen Bestimmungen des Urheberrechtsgesetzes der Bundesrepublik Deutschland vom 9. September 1965 in der jeweils geltenden Fassung zulässig. Sie ist grundsätzlich vergütungspflichtig. Zuwiderhandlungen unterliegen den Strafbestimmungen des Urheberrechtsgesetzes.

© Springer-Verlag Berlin Heidelberg 1993
Softcover reprint of the hardcover 1st edition 1993

Die Wiedergabe von Gebrauchsnamen, Handelsnamen, Warenbezeichnungen usw. in diesem Werk berechtigt auch ohne besondere Kennzeichnung nicht zu der Annahme, daß solche Namen im Sinne der Warenzeichen- und Markenschutz-Gesetzgebung als frei zu betrachten wären und daher von jedermann benutzt werden dürften.

Produkthaftung: Für Angaben über Dosierungsanweisungen und Applikationsformen kann vom Verlag keine Gewähr übernommen werden. Derartige Angaben müssen vom jeweiligen Anwender im Einzelfall anhand anderer Literaturstellen auf ihre Richtigkeit überprüft werden.

Einbandgestaltung: E. Kirchner, Heidelberg
21/3130-5 4 3 2 1 0 –

Meinen Kindern, Andreas und Florian, gewidmet

Vorwort

Die „Praktische Duplexsonographie" ist nicht als Konkurrenz zu umfangreichen Lehrbüchern der Doppler-, B-Bild- und Duplexsonographie gedacht, sondern wendet sich speziell an den Arzt „an der Front".

Vor allem ihm soll sie Einführung und Anleitung in seiner praktischen sonographisch-angiologischen Diagnostik – von der Doppler-Sonographie bis zur Farbduplexsonographie – geben; daneben soll sie natürlich allen interessierten Ärzten eine rasche Information und Übersicht über das faszinierende Verfahren der Duplexsonographie bieten und zu einer angemessen breiten Indikationsstellung zu dieser Untersuchung führen.

Dieses Buch ist aus den unmittelbaren Erfahrungen einer umfangreichen internistisch-angiologischen Praxis entstanden, wo ich die Duplexsonographie seit über 6 Jahren einsetze und inzwischen als unentbehrlich erachte. Auch die wichtigen Erfahrungen aus den hier veranstalteten Duplexkursen konnten in diese Ausführungen einfließen.

Ebenso wie bei der „Praktischen Doppler-Sonographie" war es mir ein ganz wesentliches Anliegen, auch die Duplexsonographie in ihrer Bedeutung für die *gesamte Angiologie* – also aus internistischer Sicht – darzustellen, da die Untersuchung der peripheren Arterien und besonders auch der Venen von mindestens gleicher Bedeutung wie die der hirnversorgenden Arterien ist und in vielen Fällen Arteriographien und in fast allen Fällen Phlebographien überflüssig macht.

Tegernsee   M. Marshall

Inhaltsverzeichnis

1	Einleitung	1
2	Zum Wesen der Ultraschallwellen im Rahmen der biologisch-medizinischen Diagnostik	3
3	Kurzer Abriß der direktionalen Ultraschall-Doppler-Untersuchung	5
3.1	Physikalische und technische Grundlagen der Ultraschall-Doppler-Methode (USD-Methode)	5
3.1.1	Vorbemerkung	5
3.1.2	Physikalische und technische Grundlagen	5
3.2	Untersuchung des arteriellen Systems	11
3.2.1	Untersuchung der peripheren Arterien	12
3.2.2	Untersuchung der hirnversorgenden Arterien	16
3.2.3	Quantitative Analyse von Doppler-Frequenzspektren am Beispiel der A. carotis communis	21
3.3	Untersuchung des venösen Systems	33
3.3.1	Tiefe Venenthrombose	35
3.3.2	Veneninsuffizienz	40
3.3.3	Insuffizienz von Perforansvenen	41
3.3.4	Abgrenzung von oberflächlicher Thrombophlebitis und Lymphangitis	42
3.3.5	Fehlermöglichkeiten	42
3.4	Ultraschall-Doppler-Untersuchung bei Vitien	44
3.5	Weitere spezielle Anwendungen der Ultraschall-Doppler-Methode	45
3.6	Abschließende Bemerkung zur Doppler-Sonographie ..	47

4	Duplexsonographie und Sonographie der Gefäße	49
4.1	Einführung in die Duplexsonographie	49
4.1.1	Gerätetechnik	50
4.1.2	Wichtige Kenngrößen der B-Bild-Sonographie	52
4.1.3	Durchführung der Untersuchung	54
4.1.4	Indikationen	56
4.1.5	Artefakte, Fehlerquellen und Probleme bei der Duplexsonographie und der Sonographie von Gefäßen	57
4.2	Untersuchung des arteriellen Systems	64
4.2.1	Untersuchung der peripheren Arterien	65
4.2.2	Untersuchung der hirnversorgenden Arterien	73
4.3	Untersuchung des venösen Systems	87
4.3.1	Tiefe Venenthrombose	105
4.3.2	Differenzierte Beurteilung der „proximalen Beinveneninsuffizienz"	112
4.4	Duplexsonographie abdomineller Gefäße	122
4.4.1	Aorta abdominalis	123
4.4.2	Vena cava inferior (V. c. i.)	125
4.4.3	Beckengefäße	125
4.4.4	Abdominelle Organarterien	127
4.4.5	Pfortader	129
5	Farbkodierte Duplexsonographie („Triplexsonographie")	131
5.1	Untersuchung der hirnversorgenden Arterien	133
5.2	Untersuchung der Extremitätenarterien	138
5.3	Untersuchung der peripheren Venen	139
5.4	Abschließende Bewertung	142
6	Besondere Einsatzmöglichkeiten der Duplex- und Farbduplexsonographie	143
7	Weiterentwicklungen der sonographischen angiologischen Diagnostik	149
8	Gefährdung durch Ultraschall-Doppler- und Duplexuntersuchung?	151

| 9 | **Schlußbemerkung** | 153 |

Anhang 155

Dokumentationsbogen
für den angiologischen Untersuchungsbefund 155
Terminologie der Ultraschallgefäßdiagnostik 158
Richtlinien zur Durchführung Doppler- und
duplexsonographischer Untersuchungen peripherer
Arterien und Venen, extrakranieller hirnversorgender
Halsarterien und intrakranieller Arterien 167

Literatur 177

Sachverzeichnis 179

1 Einleitung

Die thromboembolischen und degenerativen Herz-Kreislauf-Erkrankungen machen bei uns über 50% der Gesamtmortalität aus. An ischämischen Herzerkrankungen sterben zur Zeit rund 170000 Menschen pro Jahr mit bislang eher steigender Tendenz, an zerebro-vaskulären Erkrankungen etwa 100000 und an Lungenembolien ca. 30000.
Rund 2% der 35- bis 44jährigen und 6% der 45- bis 54jährigen Männer haben eine periphere arterielle Verschlußkrankheit. Die Prävalenzwerte für die zerebralen und koronaren Gefäßerkrankungen sind etwa entsprechend [22].
Die durchschnittliche Prävalenz an peripheren Venenveränderungen bei der erwachsenen Bevölkerung beträgt ca. 70%, bei 15% haben diese Veränderungen Krankheitswert [26]. In Deutschland soll es rund 1,3 Million Patienten mit postthrombotischem Syndrom geben. In einem allgemein-internistischen Sektionsgut liegt die Häufigkeit der tiefen Venenthrombose zwischen 40 und 60%, die Prävalenz an Lungenembolien zwischen 15 und 20% [13].
Die Herz-Kreislauf-Erkrankungen sind mit über 40% die weitaus häufigste Ursache einer Frühinvalidität [3].
Aus diesen Zahlen geht die außerordentliche sozialmedizinische Bedeutung der Kreislauferkrankungen hervor, die für jeden Arzt die Notwendigkeit und Verpflichtung mit sich bringt, sich damit intensiver zu befassen. Dies gilt um so mehr, seit die *Ultraschall-Doppler-Methode* und die *Duplexsonographie* eine rasche, subtile, ungefährliche und zuverlässige Diagnostik, in gewissem Umfang sogar eine Frühdiagnostik ermöglichen.
Die Duplexsonographie ist die ideale Kombination aus sonographisch-*morphologischer Gefäßdarstellung* im hochauflösenden, bewegten B-Bild und genau gezielter, umschriebener, im günstigsten Fall simultaner *Analyse der Hämodynamik* durch die gepulste Doppler-Sonographie [4, 9, 27].
Zum sinnvollen Einsatz der Duplexsonographie bedarf es also fundierter Kenntnisse der B-Bild-Sonographie und der Doppler-Sonographie, einschließlich der Kenntnis der jeweiligen Fehlerquellen. Dies wird bereits − berechtigterweise − bei den Anforderungen an die entsprechende Weiterbildung und den Einsatz dieses Verfahrens in der kassenärztlichen Praxis berücksichtigt. So

sollte z. B. die Indikation zur Duplexsonographie immer durch die direktionale Doppler-Sonographie gestellt werden, die Doppler-Sonographie der Duplexsonographie also *immer* vorausgehen.

Wegen der untrennbaren Verzahnung von Doppler- und B-Bild-Sonographie im Rahmen der Duplexsonographie sei an den Anfang dieser Darstellung ein kurzer Abriß der direktionalen Ultraschall-Doppler-Untersuchung (USD-Untersuchung) gestellt [vgl. 25, 27].

Bei den in diesem Buch dokumentierten Untersuchungen wurden folgende Geräte eingesetzt*:

Doppler-Sonographie
BV 762
Sonodop 4000 u. a.

Duplexsonographie
Schwarz-weiß-Duplexsonographie
Diasonics DRF 300 und 400 mit 3,5-, 7,5- und 10-MHz-Sonde und Kleinbilddokumentation; in Einzelfällen Dynaflow Vasoview und SMS Mark 4 mit Videoprinter.

Anmerkung zur Kleinbilddokumentation
Wegen der zentralen automatischen Selektivbelichtungsmessung sind viele Aufnahmen randständig überbelichtet, wenn im Bildzentrum ein sehr echoarmes, großes Gefäß liegt.

Farbduplexsonographie
Toshiba SSA-270 und SSH-140A;
Acuson 4;
Ultramark 9;
Diasonics Spectra;
Siemens Quantum 2000.

---

* Zum Teil wurden die Geräte zur Erprobung längere Zeit zur Verfügung gestellt. Dafür sei den betreffenden Firmen vielmals gedankt.

2 Zum Wesen der Ultraschallwellen im Rahmen der biologisch-medizinischen Diagnostik

Ultraschallwellen (US-Wellen):

- sind an Materie gebundene mechanische Dichtewellen mit einer Frequenz von > 20 000 Hz (jenseits des menschlichen Hörvermögens – daher „Ultraschall");
- werden erzeugt durch Anlegen einer elektrischen Wechselspannung an piezoelektrische Kristalle („transducer"). Der Effekt ist umkehrbar, so daß der Sender auch als Empfänger verwendet werden kann (speziell bei den gepulsten US-Systemen). Bei der Doppler-Sonographie mit kontinuierlicher Schallaussendung („continuous wave", CW-Doppler) dient ein Kristall als Sender und ein zweiter als Empfänger;
- höherer Frequenz können – Lichtwellen vergleichbar – gebündelt und gerichtet werden;
- breiten sich im biologischen Gewebe (vom Knochen abgesehen) mit annähernd gleichmäßiger Geschwindigkeit aus ($\sim$ 1550 m/s);
- werden an akustischen Grenzflächen ganz oder teilweise (biologische Grenzflächen) reflektiert. Die so entstandenen Echos sind die „Informationsträger" der Ultraschalldiagnostik;
- werden auf ihrem Weg auch noch durch Streuung und Absorption fortlaufend geschwächt (etwa 1 dB pro 1 MHz und 1 cm). Die „Dämpfung" muß auf der Empfängerseite des Geräts für die B-Bild-Sonographie elektronisch ausgeglichen werden (Tiefenausgleich);
- geringer Intensität (in der Diagnostik < 10 mW/cm^2) können als unschädlich angesehen werden (Zone minimaler Gefährdung).

3 Kurzer Abriß der direktionalen Ultraschall-Doppler-Untersuchung

„Gut dopplert der, der darauf schwört,
nur das zu glauben, was er hört;
jedoch der Einwand sei erlaubt,
daß mancher das hört, was er glaubt."

(Frei nach E. Roth)

3.1 Physikalische und technische Grundlagen der Ultraschall-Doppler-Methode (USD-Methode)

3.1.1 Vorbemerkung

Die USD-Untersuchung ist je nach Fragestellung eine wenig bis mäßig zeitaufwendige Methode, die in den Grundzügen relativ leicht erlernt werden kann und gut reproduzierbare Ergebnisse mit hohem Aussagewert liefert. Sie gilt heute unter den nichtinvasiven apparativen angiologischen Methoden allgemein als vielseitigste und kostengünstigste und ist daher für Klinik und Praxis in besonderer Weise geeignet. Ihre Entwicklung begann Anfang der 60er Jahre durch Satomura u. Kaneko [36] und Franklin et al. [8].

3.1.2 Physikalische und technische Grundlagen

Neben den *direktionalen* Geräten, die außer der Geschwindigkeit auch die Strömungsrichtung des Bluts anzeigen, inzwischen in Handhabung und Technik weit ausgereift sind und mit mindestens 2 Ultraschallfrequenzen und meist mit Systemen zur simultanen Darstellung von Vor- und Rückflüssen arbeiten, gibt es auch kleine *nichtdirektionale* Geräte („Taschen-Doppler"), mit denen in der täglichen Praxis bereits hochwertige diagnostische Informationen aus dem akustischen Doppler-Signal gewonnen werden können [25, 27].

Physikalische Prinzipien

Die Ultraschall-Doppler-Technik macht sich 2 physikalische Phänomene zunutze:
a) *Hochfrequenter Ultraschall* durchdringt biologische Gewebe und wird an Grenzflächen zwischen Geweben unterschiedlicher (akustischer) Dichte teilweise reflektiert.

b) Befinden sich diese Grenzflächen in Bewegung, tritt aufgrund des *Doppler-Effekts* beim reflektierten Ultraschall eine Frequenzänderung gegenüber der Sendefrequenz ein.

In Blutgefäßen wird Ultraschall vor allem an den Erythrozyten reflektiert. Die USD-Geräte können also aufgrund von Ultraschallfrequenzänderungen, die durch die Reflexion an vorbeiströmenden Erythrozyten verursacht werden, Blutströmungen anzeigen. Das registrierte Signal gibt die *Strömungsgeschwindigkeit des Bluts* und ihre Veränderungen wieder (Analogsignal der Blutströmungsgeschwindigkeit).

Feststellung der Blutströmungsgeschwindigkeit

Ein Sender im Kopf der Doppler-Sonde schickt *kontinuierlich* Ultraschallwellen („continuous wave", CW) aus, die von den vorbeiströmenden Blutkörperchen unter entsprechender Frequenzänderung (Doppler-Effekt) reflektiert und von einem Empfänger im Sondenkopf aufgenommen werden (Abb. 3.1).

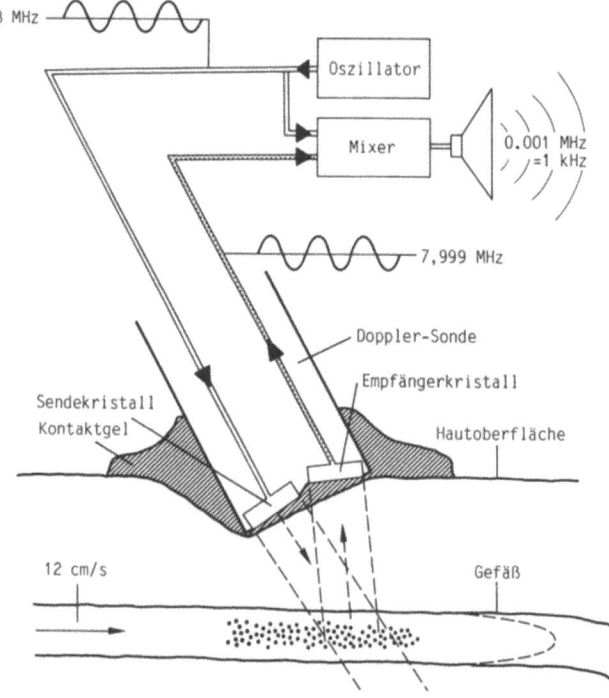

Abb. 3.1. Prinzip der USD-Methode: Der an den vorbeiströmenden Blutkörperchen reflektierte Ultraschall zeigt gegenüber dem ausgesandten eine von der Blutstromgeschwindigkeit abhängige Frequenzverschiebung (Doppler-Effekt). (Nach Marshall [26])

Physikalische und technische Grundlagen

Es gilt dabei folgende Beziehung:

$$\Delta F = V \cdot \frac{2 F_a \cdot \cos \beta}{c}.$$

ΔF = Differenz zwischen Frequenz des ausgesandten (F_a) und des reflektierten Ultraschalls;
V = Blutstromgeschwindigkeit;
β = Einfallswinkel des ausgesandten Ultraschalls zur Gefäßlängsachse;
c = Geschwindigkeit des Ultraschalls im Gewebe (ca. 1500 m/s).

Soweit $\frac{2 F_a \cdot \cos \beta}{c}$ konstant zu halten ist, gilt:

$\boxed{\Delta F \text{ proportional } V}$,

die Frequenz des reflektierten Ultraschalls ist also der Blutstromgeschwindigkeit direkt proportional.

Ferner gilt: Bewegt sich der Blutstrom auf die Sonde zu, kommt es gemäß dem Doppler-Prinzip zu einem Frequenzanstieg des reflektierten Ultraschalls (positive Frequenzverschiebung) und umgekehrt.

Die verwendeten Ultraschallfrequenzen sind so gewählt, daß diese Frequenzänderungen, d.h. der Nettobetrag der „Doppler-Verschiebung", im hörbaren Bereich liegen (80 – 5000 Hz, bei hochgradigen Stenosen bis über 10 000 Hz). Es entspricht ein hoher Ton einer schnellen (arteriellen) und ein tiefer einer langsamen (z. B. venösen) Blutströmung.

Das deutlichste Doppler-Signal wird empfangen, wenn der Winkel β der Doppler-Sonde zum untersuchten Gefäß etwa 45° beträgt (Abb. 3.1). Beträgt er 90°, kann kein bzw. nur ein schwaches, von Gefäßwandbewegungen erzeugtes Signal empfangen werden (cos 90° = 0). In Tabelle 3.1 sind die Beziehungen zwischen Ultraschallsendefrequenz, Blutströmungsgeschwindigkeit, Ultraschallstrahleinfallswinkel und Doppler-Frequenz-Verschiebung verdeutlicht.

Das unverarbeitete Doppler-Signal ist ein Frequenzspektrum entsprechend den unterschiedlichen Geschwindigkeiten der einzelnen Blutstromschichten (z. B. normales paraboloides Strömungsprofil wie in Abb. 3.1), aus dem bei der CW-Doppler-Sonographie die vorherrschende instante Geschwindigkeit elektronisch integriert (Medianwert) und registriert wird.

Arbeitsfrequenzen der Ultraschall-Doppler-Geräte

Es werden bevorzugt Doppler-Geräte mit Arbeitsfrequenzen von etwa 8 – 10 MHz und 4 – 5 MHz verwendet. Für die Auswahl gerade dieser Frequenzen sind 2 Gesichtspunkte entscheidend:

Tabelle 3.1. Beziehungen zwischen Ultraschallsendefrequenz, Blutstromgeschwindigkeit, Ultraschallstrahleinfallswinkel und Dopplerfrequenzverschiebung

Sendefrequenz (Fa) [MHz]	Blutstromgeschwindigkeit (v) [cm/s]	Winkel (β) [°]	Dopplerfrequenzverschiebung (ΔF) [kHz]
4,0	50	0 ($\cos 0° = 1$)	2,6
5,0	50	0	3,2
7,5	50	0	4,9
8,0	50	0	5,1
5,0	100	0	6,5
5,0	150	0	9,7
7,5	100	0	9,7
7,5	150	0	14,6
5,0	50	30	2,8
5,0	50	45	2,2
5,0	50	60	1,6
5,0	50	90 ($\cos 90° = 0$)	0
5,0	100	30	5,6
5,0	100	45	4,4
5,0	100	60	3,2

a) Von der Frequenz ist die Eindringtiefe abhängig. Je höher die Frequenz, desto geringer ist die Eindringtiefe:
– bei 8 MHz maximal 3,5 cm,
– bei 4 MHz maximal 8,0 cm.

Diese maximale Eindringtiefe muß bei der Untersuchung tiefliegender Gefäße bedacht werden, z. B. der V. cava inferior, der A. vertebralis oder auch der A. und V. femoralis und poplitea bei adipösen Patienten.

b) Andererseits: Von der Höhe der Frequenz ist die geringste nachweisbare Geschwindigkeit (Empfindlichkeit) abhängig:
– bei 8 MHz etwa 3 cm/s minimal.

Dies kann bei extremer Verlangsamung der Blutströmungsgeschwindigkeit von Bedeutung sein, z. B. in der Diastole, bei Shuntumkehr in der A. supratrochlearis/A. ophthalmica, bei peripherer Ischämie und allgemein im venösen Bereich. Zum Vergleich: Die systolische Blutströmungsgeschwindigkeit in größeren Arterien kann über 1 m/s erreichen; die mittlere Strömungsgeschwindigkeit in der A. femoralis beträgt $15,2 \pm 5,6$ cm/s bei einem mittleren Stromzeitvolumen von etwa 3,5 ml/s; die mittlere Strömungsgeschwindigkeit in der V. femoralis beträgt bei gesunden Männern $16,2 \pm 7,8$ cm/s.

Richtungsunterscheidung

Da sich bei einer Strömung auf die Sonde zu eine – bezogen auf die Sendefrequenz – positive Doppler-Verschiebung ergibt, bei entgegengesetzter Strömung eine negative, läßt sich aus dem Doppler-Signal auch die Strömungsrichtung bestimmen.

Die Frequenzänderung, die bei direktionalen Geräten neben der Geschwindigkeit also auch die Richtung der Blutströmung angibt, wird über einen Lautsprecher oder Kopfhörer hörbar gemacht – ggf. in Zweikanaltechnik nach Vor- und Rückfluß „stereophon" getrennt. Die aufgezeichnete Doppler-Kurve („Hämotachygramm", HTG), deren Verlauf Geschwindigkeits- und Richtungsänderungen dokumentiert, läßt eine subtile qualitative und z. T. quantitative Beurteilung zu (Abb. 3.2).

Weiterhin ermöglichen moderne elektronische Trennungssysteme, wie Outphaser und Frequenzanalyse, gleichzeitig vorhandene Vor- und Rückflußanteile (*instanter Vor- und Rückfluß*) präzise zu differenzieren und getrennt akustisch wiederzugeben und aufzuzeichnen. Aus diesen getrennten Vor- und Rückflußkurven kann die instante Summenkurve gebildet werden (*integriertes instantes Hämotachygramm*); ferner besteht die Möglichkeit, aus dieser Summen- eine über 5 oder 7 s gemittelte *Trendkurve* abzuleiten, die die mittlere Strömungsgeschwindigkeit angibt (Abb. 3.3).

Die modernen USD-Geräte arbeiten auf der Basis von Null-Durchgangsdetektoren, wodurch die hohe Anzeigeempfindlichkeit ermöglicht wird. Andererseits darf die untere Empfindlichkeitsgrenze, die „Ansprechschwelle", nicht zu niedrig gewählt werden, weil sonst z. B. Signale aus der Umgebung des Gefäßes oder Umgebungsgeräusche die Messung zunehmend stören würden (entsprechender Einsatz von Filterschaltungen).

Technische Variationen, Ergänzungen oder Erweiterungen

Die übliche Continuous-wave-Doppler-Sonographie mit Mittel- oder Medianwertintegrierung kann in folgender Weise technisch variiert, ergänzt oder erweitert werden:

– *Zweidimensionaler, stehender Bildaufbau* anhand der Doppler-Signale entsprechend dem Compound-contact-Verfahren, ggf. mit farbkodierter Geschwindigkeitsanzeige („Doppler-Angiographie", „Flußkartendarstellung", „Mapping").
– *Frequenzspektrumanalyse:* Darstellung des gesamten Doppler-Frequenzspektrums, ggf. farbkodiert nach der Häufigkeit der repräsentierten Geschwindigkeiten.

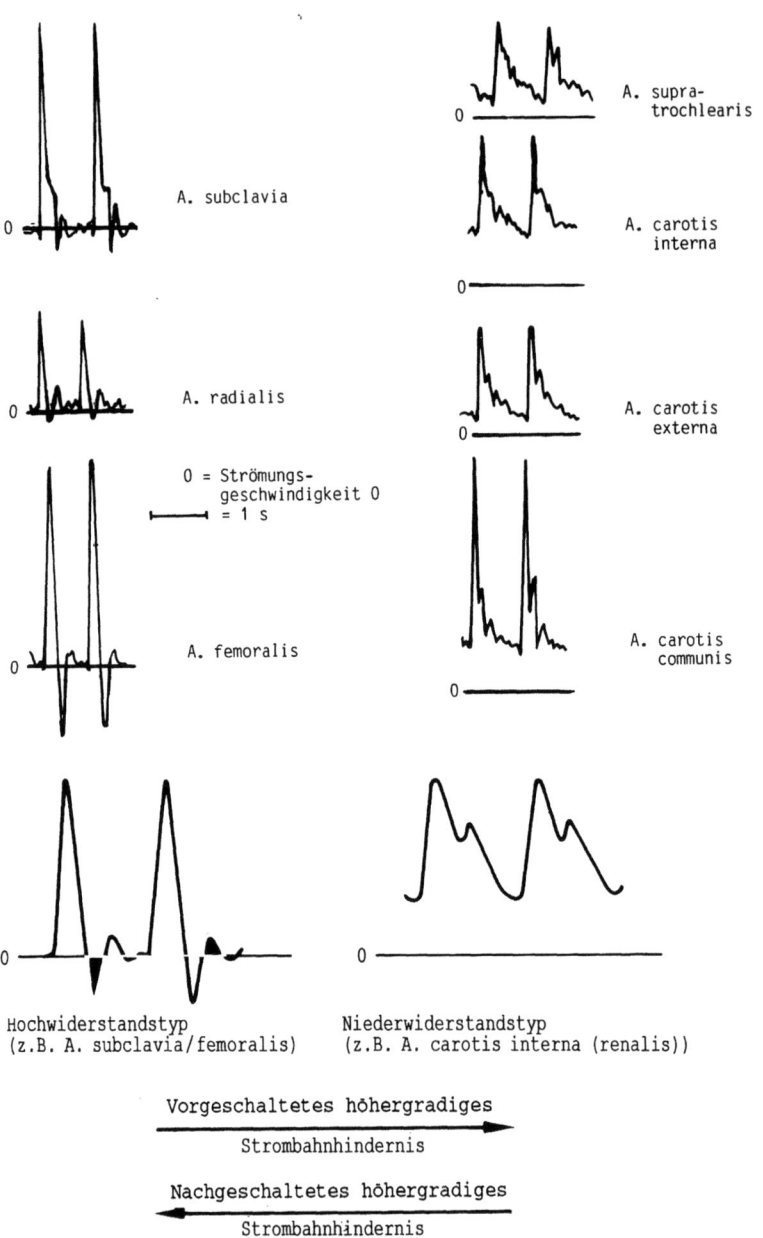

Abb. 3.2. Charakteristische Doppler-Kurven einiger Arterien, die der Doppler-Untersuchung zugänglich sind. Positive Ausschläge bedeuten orthograde, negative retrograde Blutströmung. Die Amplitudenhöhe entspricht der Blutströmungsgeschwindigkeit. (Nach Marshall [26])

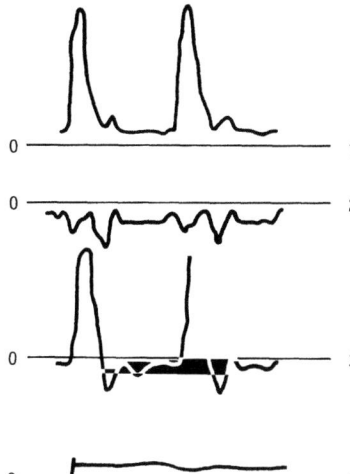

Abb. 3.3. Doppler-Kurve der A. subclavia bei Aortenklappeninsuffizienz mit Outphasertechnik aufgezeichnet. *1* Instanter Vorfluß, *2* instanter Rückfluß, *3* Summenkurve aus Vor- und Rückfluß, *4* Trendkurve (mittlere Strömungsgeschwindigkeit). (Nach Marshall [25])

- *Niederfrequente USD-Sonden* mit hoher Sendeenergie zur Durchdringung dünner Knochen: *transkranielle Doppler-Sonographie.*
- *Gepulste Systeme* zur Tiefenbestimmung des Doppler-Signals: Analysen der Frequenzverteilung über einen Gefäßquerschnitt; Bestimmung von Gefäßdurchmesser und Stromzeitvolumina; bildgebende Verfahren; transkranielle Doppler-Sonographie.
- *Duplexsystem:* Kombination aus schneller – ggf. hochauflösender – B-Bild-Sonographie und gepulster Doppler-Sonographie, zusätzlich auch mit kontinuierlichem USD und Frequenzanalyse.

Neben dem Duplexsystem soll auch noch die Frequenzanalyse (am Beispiel der A. carotis communis) erläutert werden (s. 3.2.3).

3.2 Untersuchung des arteriellen Systems

Die für die Hämodynamik wichtigsten quantitativen Parameter sind *Druck* und *Stromzeitvolumen.* Mit der USD-Technik läßt sich auch in kleinen, z. B. ganz peripheren Gefäßen Blutströmung nachweisen und damit ggf. einer Druckmessung zuführen. In einem gewissen Umfang sind auch quantitative oder zumindest semiquantitative Aussagen über das Stromzeitvolumen möglich.

3.2.1 Untersuchung der peripheren Arterien

Blutdruckmessung

Mit der einfachen, kostengünstigen, *nichtdirektionalen USD-Untersuchung* können exakte Druckwerte in den *einzelnen* Extremitätenarterien gewonnen werden; damit können Ausmaß und Schweregrad einer AVK genau beurteilt und den einzelnen Arterien und betroffenen Etagen zugeordnet werden. Die Bestimmung des peripheren systolischen Blutdrucks ist vorerst die einzige wirklich *quantitative* Messung mit der USD-Methode mit kontinuierlicher US-Aussendung (CW-Doppler) [s. auch 25, 27]. Diese diagnostische Information ist immer *ergänzend* zur Duplexsonographie (und Angiographie) von wesentlicher Bedeutung.

Direktionale Untersuchung

Mit den aufwendigeren, Richtung und Frequenz diskriminierenden USD-Geräten mit der Möglichkeit zur Aufzeichnung des von der Blutströmungsgeschwindigkeit abhängigen Doppler-Signals können allgemein Blutströmungsrichtungs- und -geschwindigkeitsänderungen („Hämotachygramm") registriert und im Seitenvergleich und auch gegenüber einer Eichzacke verglichen werden.
  Damit können unter anderem typische poststenotische, z. T. auch prästenotische und ggf. intrastenotische Veränderung der Doppler-Kurve peripherer Arterien, Carotis-communis-Stenosen, Carotis-interna- und -externa-Stenosen und -Verschlüsse und Subclavia-Anzapfsyndrome erkannt, registriert und beurteilt werden. Durch simultane Aufzeichnungen des EKGs oder eines Phonokardiogramms (Aortenklappenschluß) ist eine exakte zeitliche Zuordnung der Doppler-Kurve (z. B. Verspätung des systolischen Gipfels im Seitenvergleich) und die Bestimmung von relativen Pulswellenlaufzeiten möglich.
  Wenn auch die periphere Druckmessung für die Diagnostik in der Praxis bereits wertvolle Aussagen liefert, können durch die direktionale Untersuchung dennoch wichtige zusätzliche Informationen gewonnen werden. Einschränkend muß allerdings hinzugefügt werden, daß eine exakte Ableitung dieser Kurven im optimalen Winkel und ohne venöse Überlagerungen mitunter schwierig ist.
  Die über den großen Arterien – z. B. A. carotis communis und A. carotis interna (dorso-lateral oben am Hals) und externa (ventromedial), A. subclavia/axillaris, A. femoralis und A. poplitea – aufgezeichneten Doppler-Kurven können typische Aufschlüsse über Gefäßveränderungen geben (Abb. 3.2). Im Bereich turbulenter Strömung kommt es zu dumpfem, diskontinuierlichem Rauschen und im unmittelbaren Stenosebereich zu peitschenhiebähnlichem,

Untersuchung der peripheren Arterien

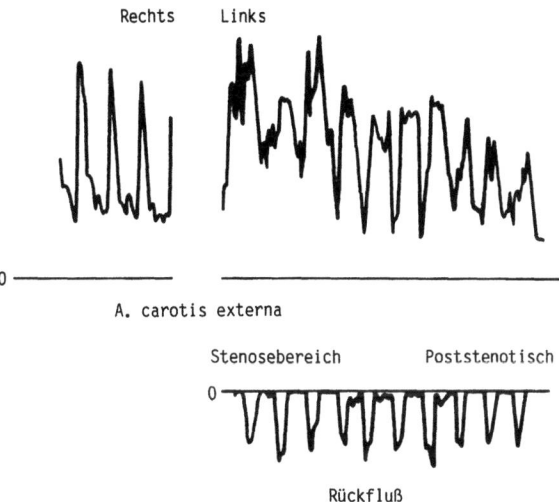

Abb. 3.4. a Doppler-Kurve der A. carotis communis, weit prästenotisch abgeleitet (freigelegte A. carotis beim Miniaturschwein). **b** Intrastenotische Kurve an der gleichen A. carotis (Silberclipstenose, Doppler-Sonde in den Stenosenbereich gerichtet); Zunahme der Strömungsgeschwindigkeit im Stenosebereich: etwa 50%ige Stenose. (Aus Marshall [25])

Abb. 3.5. H. H., m., 55 J.: Höhergradige A.-carotis-externa-Abgangsstenose links (>70%) mit deutlicher Zunahme der mittleren Strömungsgeschwindigkeit im Stenosebereich und erheblichen Turbulenzen mit entsprechenden Rückflußanteilen auch poststenotisch. (Nach Marshall [25])

sehr hochfrequentem Zischen (Abb. 3.4 und 3.5). Die Geschwindigkeitszunahme des Blutflusses im Stenosebereich ist etwa dem Stenosegrad proportional (Abb. 3.4). Unmittelbar poststenotisch kann es durch Wirbelbildung in der Systole randständig vorübergehend zur Rückwärtsströmung des Bluts kommen (wie bei Staustufen in Flüssen; Abb. 3.5); ausreichend weit distal der Stenose läßt sich – abhängig vom Stenosegrad – ein verzögerter systolischer Geschwindigkeitsanstieg und verspäteter systolischer Gipfel nachweisen (Seitenvergleich mit zusätzlicher EKG-Registrierung). Diese Zeichen dienen vor allem zum Nachweis von Stenosen der hirnversorgenden Arterien im Halsbereich bei der direkten Beschallung, z. B. von Carotis-interna-Abgangsstenosen. Die direkte Beschallung von Stenosen extremitätenversorgender Arterien ist meist nicht in dieser Weise möglich.

Die diastolischen Strömungsgeschwindigkeiten und Stromrichtungsänderungen hängen unter anderem vom *peripheren Gefäßwiderstand* ab. Arterien mit nachgeschaltetem hohen muskulären Gefäßwiderstand – d. h. unter Ruhebedingungen alle Extremitätenarterien und andeutungsweise auch die A. carotis externa – zeigen in der frühen Diastole eine starke Strömungsverlangsamung bzw. eine kurzfristige Strömungsumkehr („dip") (Abb. 3.2) und dann ein Oszillieren um die Null-Linie (die orthograd treibende Kraft des aortalen Windkessels reicht nicht, um den hohen peripheren Widerstand dieser Arterien global zu überwinden). Da dieser frühdiastolische Dip u. a. vom normalen peripheren Gefäßwandtonus abhängt (Hochwiderstandstyp), verschwindet er bei maximaler peripherer Weitstellung z. B. infolge reaktiver Hyperämie oder auch infolge poststenotischer Minderdurchblutung (Niederwiderstandstyp) (Abb. 3.2 und 3.6). Mit zunehmender proximaler Stenosierung rutscht zunächst der Dip über die Null-Linie; gleichzeitig steigt die mittlere diastolische Strömungsgeschwindigkeit an (anhaltend hohes Druckgefälle über die Stenose hinweg auch in der Diastole mit permanenter systolisch-diastolischer Strömung) (Abb. 3.6), um bei sehr hochgradigen Stenosen insgesamt wieder abzusinken („Miniaturisierung des HTG"). Außerdem nehmen der systolische Spitzenfluß und die systolische Anstiegssteilheit fortschreitend ab im Gegensatz zu Zuständen mit Hyperzirkulation. Anhand dieser Veränderungen lassen sich hämodynamisch bedeutsame Stenosen im Becken- und Schultergürtelbereich durch Untersuchung der A. femoralis bzw. A. axillaris/brachialis mit hoher Zuverlässigkeit nachweisen und grob quantitativ beurteilen [25], die Diagnostik also um eine Etage nach proximal ausweiten.

Ein *spezielles Auswertungsverfahren* ist die Bestimmung des *Pulsatilitätsindex* (PI) (nach Gosling). Der PI ist der mittlere Quotient aus (Amplitude a+Amplitude b): mittlerer Blutströmungsgeschwindigkeit über die gesamte Herzaktion (Abb. 3.7). Er läßt sich v. a. an der A. femoralis gut bestimmen; dort beträgt er normalerweise über 4,5. Der PI ermöglicht eine semiquantitative Analyse von Doppler-Kurven, da er von der Sondenwinkelstellung unabhängig ist. Er bietet die Möglichkeit der Unterscheidung von Stenosen und Verschlüssen und der Erfolgsbeurteilung von gefäßchirurgischen Maßnahmen.

In Tabelle 3.2 und 3.3 sind Kriterien zur arteriellen USD-Diagnostik und zur qualitativen Beurteilung eines arteriellen Hämotachygramms zusammengefaßt.

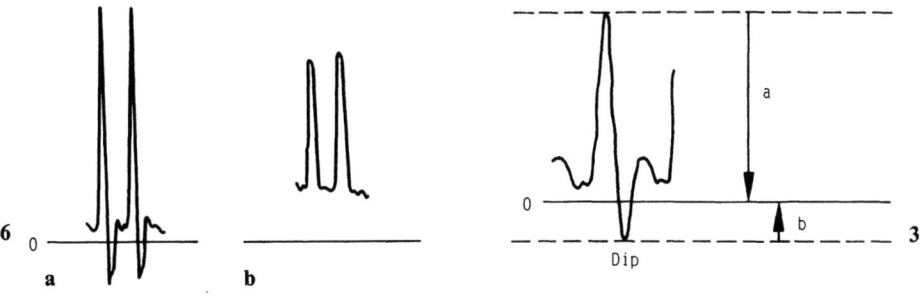

Abb. 3.6. a Normale Doppler-Kurve der A. femoralis; **b** Kurve der A. femoralis bei hochgradiger Stenose der A. iliaca externa. (Nach Marshall [25])

Abb. 3.7. Pulsatilitätsindex PI = (Amplitude a + Amplitude b): mittlerer Blutströmungsgeschwindigkeit über die gesamte Herzaktion. (Nach Marshall [25])

Tabelle 3.2. Arterielle Ultraschall-Doppler-Diagnostik. (Nach Marshall [25])

Akustisches Doppler-Signal	Beurteilung	Interpretation
Hoch, laut, zischend; im Rhythmus der Herzaktion systolisch rasch ansteigend	Normales arterielles Signal	Arterie offen; Passage frei
Rauh, leise, undeutlicher als normal; systolisch langsamer ansteigend	Verminderte, verlangsamte Strömung, Turbulenzen	Strombahnhindernis, periphere Widerstandserhöhung a) Wandveränderungen (Plaque, Stenose, Verschluß) b) funktionelle Vasokonstriktion, Spasmen c) Strömungsverlangsamung (schwere Herzinsuffizienz, Schock)
Kein Signal	Stummes Segment	Kompletter, dekompensierter Arterienverschluß (meist akut)
Höher, stärker als normal (peitschenhiebartig)	Stark beschleunigte Blutströmung	a) HMV gesteigert (Streß, Hyperthyreose, hyperkinetisches Herzsyndrom, Aorteninsuffizienz) b) Stromzeitvolumen lokal gesteigert (a.v.-Fistel, Anzapfsyndrom) c) Im Stenosebereich

Tabelle 3.3. Qualitative Beurteilung einer arteriellen Doppler-Kurve

1. Pulsatilitätsverlust weist auf Erkrankungsprozeß proximal der Ableitungsstelle
2. Eine proximale Stenose verringert die systolische Amplitude, verlängert die Dauer des systolischen Vorwärtsflusses und dämpft diastolische Oszillationen
3. Direkt über einer Stenose hoher systolischer Gipfel mit breiter systolischer Pulskurve
4. Gedämpfte diastolische Oszillationen deuten verminderte Gefäßelastizität, proximale Stenosen oder niedrigen peripheren Widerstand an
5. Niedrige diastolische Geschwindigkeiten zeigen hohen peripheren Widerstand, hohen venösen Druck oder Vasokonstriktion an
6. Hohe diastolische Geschwindigkeit zeigt niedrigen peripheren Widerstand oder Vasodilatation an

USD-Suchprogramm bei Patienten mit Verdacht auf eine periphere AVK
- Proximales HTG und Knöchelarteriendrücke in Ruhe im Vergleich zum Oberarmdruck
- Segmentale Extremitätenarteriendrücke
- Ggf. Belastungs- oder Postischämietest (Hyperämietest) [27].

Danach wird entschieden, ob weiterführende Untersuchungen (Duplexsonographie) durchgeführt werden.

3.2.2 Untersuchung der hirnversorgenden Arterien

Karotisstromgebiet

Direkte Untersuchung am Hals
Auf die typischen Befunde bei direkter Beschallung der A. carotis communis und ihrer Äste wurde bereits hingewiesen; besonders wichtig dabei ist der Nachweis einer Abgangsstenose der A. carotis interna (vgl. Abb. 3.4). Stenosen unter 30% sind doppler-sonographisch nicht erfaßbar. Zur Abschätzung des Grads einer Stenose im Karotisgebiet bei der direkten Beschallung gelten folgende Kriterien:[1]

- *Stenosierung etwa 30–40%:* Meist nicht auskultierbar; geringe, aber charakteristische Verschärfung des USD-Signals; bei der Aufzeichnung findet sich eine entsprechende Zunahme vor allem der systolischen Spitzengeschwindigkeit (Plaque am Abgang).

---

[1] Nach dem Hagen-Poisseuille-Gesetz ist dabei folgendes zu beachten: Die Zunahme einer Stenose von z. B. 40 auf 80% bedeutet eine Reduktion des Restdurchmessers auf $\frac{1}{3}$, des Lumenquerschnitts auf $\frac{1}{9}$ und des Durchflusses auf $\frac{1}{81}$.

- *Stenosierung um 50%:* Oft auskultierbar; deutliche systolisch-diastolische Geschwindigkeitszunahme mit Abgrenzbarkeit der Stenose, poststenotisch noch unveränderter Fluß, Turbulenzen möglich.
- *Stenosierung um 70%:* Üblicherweise auskultierbar; hohe systolisch-diastolische Strömungsgeschwindigkeit in der Stenose mit Verbreiterung und Verplumpung des systolischen Anteils (verzischend), poststenotischer Flußabnahme, deutlichen Turbulenzen mit unmittelbar poststenotisch oft ausgeprägten (systolischen) Rückflußanteilen; Amplitude über der ipsilateralen A. ophthalmica/supratrochlearis und supraorbitalis ggf. um mehr als 40–50% reduziert.
- *Stenosierung um 90%:* Meist, aber nicht immer auskultierbar; verzischende systolisch-diastolische Geschwindigkeitszunahme in der Stenose, Turbulenzen, evtl. poststenotische Dilatation, deutliche periphere poststenotische Flußabnahme; Abnahme der diastolischen Geschwindigkeit in der A. carotis communis; Null-Strömung bis Strömungsumkehr in der A. ophthalmica/supratrochlearis und supraorbitalis; oft gewisse (kompensatorische?) Flußzunahme in der A. carotis externa.

Zur sicheren Abgrenzung der A. carotis externa von der A. carotis interna – auch bei der Duplexsonographie – sollte grundsätzlich ein Externa-Ast, z. B. die A. temporalis superficialis, wiederholt kurz komprimiert werden, was zu entsprechenden Flußänderungen in der proximalen A. carotis externa führt.

Ein Absinken des D-Werts (mittlere diastolische Amplitude) im Hämotachygramm der A. carotis communis (vgl. Abb. 3.2) weist als wichtiges indirektes Kriterium auf eine hämodynamisch bedeutsame Stenose der A. carotis interna hin und gehört bei deutlicher Ausprägung zu den „harten Kriterien" bei der USD-Untersuchung der hirnversorgenden Arterien. Ein D-Wert nahe Null deutet auf einen Verschluß der A. carotis interna (Hochwiderstandstyp) hin (Abb. 3.8). Damit sind eventuell auch stenosierende, obliterierende Prozesse distal des A.-ophthalmica-Abgangs feststellbar. Derartige supraklinoidale Strombahnhindernisse der A. carotis interna können zusätzlich zu einer Blutumverteilung mit Mehrdurchblutung der A. ophthalmica führen, was sich an einer Strömungsbeschleunigung in der gleichseitigen A. supratrochlearis erkennen läßt (s. auch unten). Ein Verschluß der A. carotis externa führt zu einer vorwiegend systolischen Geschwindigkeitsabnahme in der gleichseitigen A. carotis communis [25].

Indirekte orbitale Untersuchung
Arteria supratrochlearis und supraorbitalis sind die frontoorbitalen Endäste der A. ophthalmica aus der A. carotis interna. Die A. supratrochlearis ist weitgehend konstant und isoliert am medialen Augenwinkel auffindbar und anastomosiert intensiv mit Endästen der gleich- und gegenseitigen A. carotis exter-

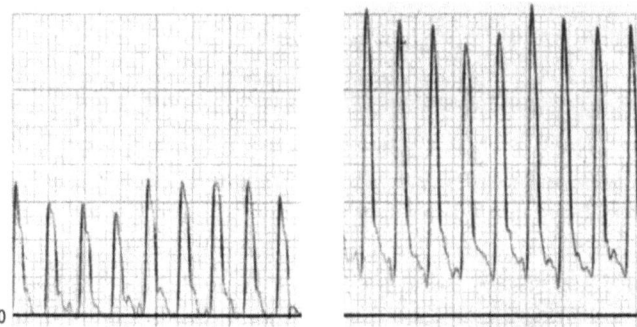

Abb. 3.8. HGT der A. carotis communis bei Verschluß der A. carotis interna rechts; links: Normalbefund

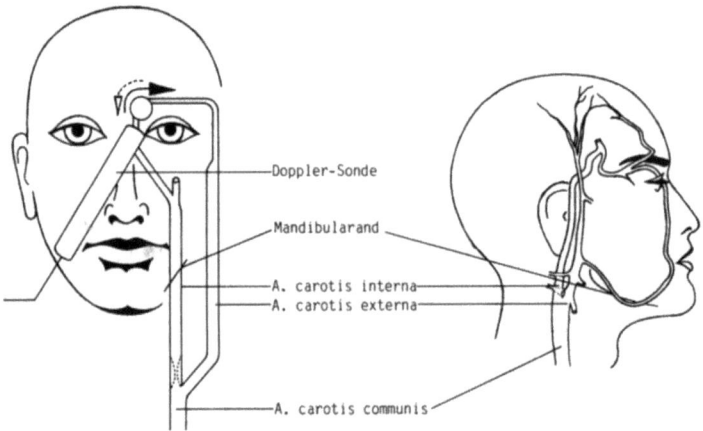

Abb. 3.9. Schematische Darstellung der Untersuchung der A. supratrochlearis zum Nachweis hämodynamisch wirksamer Strombahnhindernisse der A. carotis interna. (Nach Marshall [25])

na (Abb. 3.9). Bei hämodynamisch stark wirksamen Carotis-interna-Stenosen kann es zur Strömungsrichtungsumkehr in der gleichseitigen A. ophthalmica/A. supratrochlearis und A. supraorbitalis infolge Kollateralisation über das Stromgebiet der A. carotis externa kommen (Abb. 3.9).

Physiologischerweise weist die Strömungsrichtung immer nach außen auf die paranasal über dem inneren Augenwinkel aufgesetzte Doppler-Sonde zu, da der Druck im Carotis-interna-Stromgebiet hier höher ist als im Externa-Gebiet („Wasserscheide" extrakraniell gelegen). Allerdings können verschiedene physiologische und pathophysiologische Einwirkungen den Druck und Fluß in der A. supratrochlearis/supraorbitalis beeinflussen.

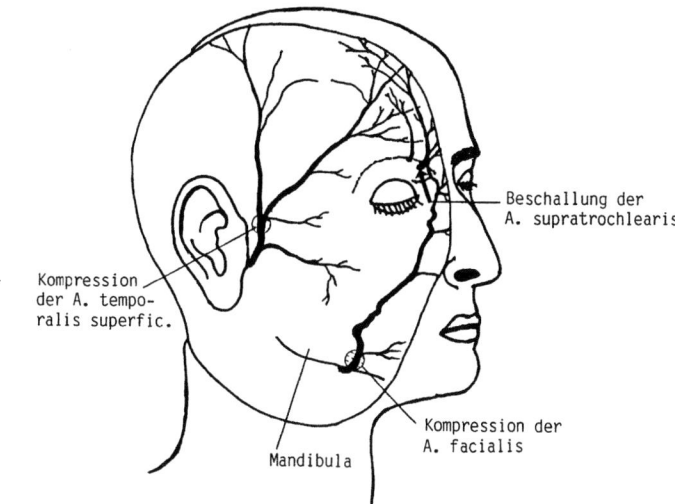

Abb. 3.10. Anastomosen der A. supratrochlearis und supraorbitalis mit Ästen der A. carotis externa mit den zugehörigen Kompressionspunkten. (Nach Marshall [25])

Die A. supratrochlearis ist eine Art extrakranielles Fenster für das Carotisinterna-Stromgebiet. Durch Kompression verschiedener Carotis-externa-Äste, ggf. auch kontralateral wegen der vielfältigen Anastomosen zur Gegenseite, kann die Aussage dieser Untersuchung noch deutlich gesteigert werden (Abb. 3.10).

Die Aa. supratrochlearis und supraorbitalis können im Seitenvergleich wechselnd eine unterschiedlich starke orthograde Strömung aufweisen; in diesem Fall ist die Beschallung *beider* Arterien erforderlich. Überhaupt zeigt die A. supraorbitalis häufig erhebliche Seitenvariationen; sie spricht aber oft sehr deutlich auf die Kompressionstests speziell der A. temporalis superficialis (wegen intensiver Anastomosen) an. Bei der direktionalen USD-Untersuchung der A. supratrochlearis ist ein normaler Befund – d.h. orthograde Strömungsrichtung; ausreichend hohe, seitengleiche Amplituden; normale Kurvenform – in rund 85–90% der Fälle richtig, in rund 10–15% falsch-negativ.[2] Fast 90% der pathologischen Doppler-Befunde entsprechen im Angiogramm Verschlüssen bzw. Stenosen. Selbstverständlich lassen sich nur hämodynamisch wirksame, also höhergradige Stenosen (über 70%ig) nachweisen. Die Untersuchung zeigt also eine relativ hohe Sensitivität (Relation der richtigen Diagnosen) bei mäßiger Spezifität (Relation der richtig erkannten Normalbefunde).

---

[2] Alle Prozentangaben sind Näherungswerte, die auf der Zusammenfassung verschiedener Studien in der Literatur und auf eigenen Untersuchungen beruhen.

Die Unterscheidung zwischen Stenose und Verschluß ist durch Beschallung allein der A. supratrochlearis/supraorbitalis ohne zusätzliche Untersuchung der Karotiden nicht möglich (Stenose: ggf. Operationsindikation; Verschluß: üblicherweise keine Operationsindikation, aber eingeschränkte Prognose).

Bezüglich der pathologischen Durchströmung der A. supratrochlearis sind alle Übergänge möglich: Verminderung der orthograden Durchströmung, Ausbildung eines Druckgleichgewichts ohne nachweisbaren Blutfluß oder retrograde Durchströmung. Eine retrograde Durchströmung der A. supratrochlearis mit hoher diastolischer Strömungsgeschwindigkeit, d.h. über ein Drittel der Gesamtamplitude, spricht mehr für einen Verschluß der A. carotis interna (Abb. 3.11).

Das Kriterium „Strömungsumkehr" erlaubt mit 98%iger Sicherheit die Erkennung einer Stenose oder eines Verschlusses der A. carotis interna. Es gehört zu den „harten Kriterien" bei der USD-Diagnostik von zerebralen Durchblutungsstörungen (Abb. 3.11).

Bei Null-Durchströmung bzw. „Pendelfluß" kann eine hämodynamisch wirksame Strömungsbehinderung mit über 80%iger Zuverlässigkeit diagnostiziert werden, wenn Kompressionstests durchgeführt wurden (Abb. 3.12).

Eine einseitige Amplitudenverminderung ist − optimale Untersuchungstechnik vorausgesetzt − nur verwertbar, wenn sie ausgeprägt ist, d.h. über

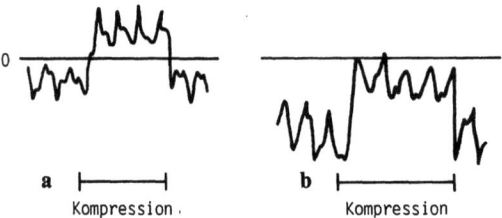

Abb. 3.11. a Pathologisches HTG der A. supratrochlearis mit retrograder Durchströmung, die sich bei Kompression der A. temporalis superficialis und facialis umkehrt. **b** Strömungsumkehr in der A. supratrochlearis bei Verschluß der A. carotis interna; bei ungenügender Kompression kommt es nur zu einer Verminderung der retrograden Durchströmung. (Nach Marshall [25])

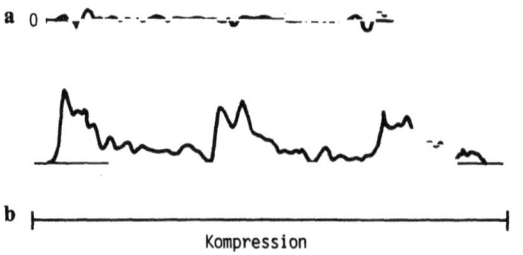

Abb. 3.12. a HTG der A. supratrochlearis bei „Null-Durchströmung"; **b** Kurve der gleichen A. supratrochlearis bei Kompression der A. facialis: orthograde Durchströmung. (Papiervorschub 25 mm/s)

40% gegenüber der Gegenseite beträgt. Dann ist auch sie Hinweis für ein Strombahnhindernis im Interna-Bereich; dabei sind die Kompressionstests besonders wichtig (diagnostische Trefferquote über 70%).

Kompressionstests (Abb. 3.10)
Digital komprimiert werden A. temporalis superficialis (über dem Jochbein am oberen Ohrmuschelansatz) und A. facialis (am Mandibularand) einzeln und kombiniert und ggf. kontralateral; Kompressionsdauer ggf. mindestens 10 Herzaktionen (mitunter ist eine Hilfsperson nützlich). Dadurch wird der Druck im nachgeschalteten Externa-Stromgebiet vermindert und die Kollateralversorgung aus dem Externa-Stromgebiet herabgesetzt oder unterbrochen, was ggf. zu einer orthograden Durchströmung oder deutlichen orthograden Mehrdurchströmung der A. supratrochlearis und supraorbitalis führt (Abb. 3.11 und 3.12). Eine orthograde Mehrdurchströmung tritt in geringem Maße als symmetrischer Befund meist auch beim Gesunden auf.

Diese orthograde Durchströmung bei Kompression von Ästen der A. carotis externa erleichtert auch das Auffinden der A. supratrochlearis bei „Null-Durchströmung" (Abb. 3.12).

Ausnahmsweise kann auch die *Kompression der A. carotis communis* diagnostisch hilfreich sein – diese jedoch nur ganz proximal, kurzfristig und unter *Reanimationsbereitschaft:* Bei Verschluß der A. carotis interna kann selten eine so gute Kollateralversorgung über den Ramus communicans anterior durch die kontralaterale A. carotis communis/interna vorliegen, daß erst nach deren Kompression ein Druckabfall in der gegenseitigen A. ophthalmica evtl. mit Shuntumkehr nachweisbar wird.

Entsprechend ist auch eine *Funktionsprüfung des Ramus communicans anterior* möglich. Die Kompression einer A. carotis communis führt bei ausreichender Funktion dieser Verbindung zu einer kompensatorischen Flußsteigerung in der A. carotis communis und interna der Gegenseite, was sich zusätzlich an einer Amplitudenzunahme im Hämotachygramm der zugehörigen A. supratrochlearis nachweisen läßt. (In etwa der Hälfte der Fälle ist der Circulus arteriosus Willisii streckenweise nicht voll funktionsfähig.)

Da die Informationen der indirekten orbitalen Untersuchung der Duplexsonographie nicht zugänglich sind, ist diese Untersuchung immer ergänzend erforderlich.

3.2.3 Quantitative Analyse von Doppler-Frequenzspektren am Beispiel der A. carotis communis

Da manche Ultraschall-Doppler- und grundsätzlich alle Duplexgeräte mit der Darstellung eines Frequenzspektrums (Fast-Fourier-Transformation, FFT) statt mit einer Medianwertintegration der Strömungsgeschwindigkeiten arbeiten

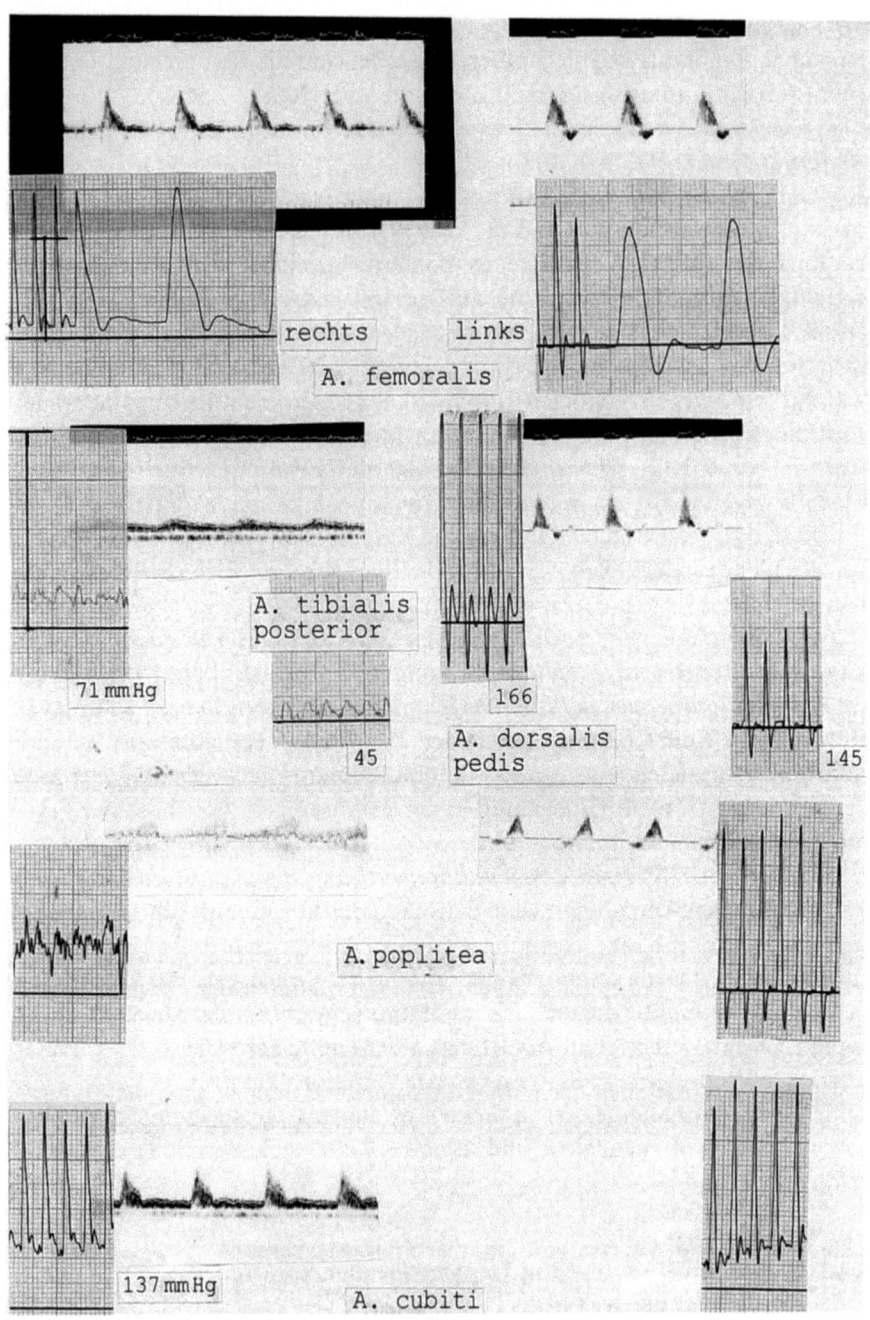

Abb. 3.13. S. G., m, 51 J.: Ausgeprägte periphere AVK rechts (3-Etagen-Prozeß); Gegenüberstellung von Doppler-Medianwert-Kurven und Frequenzspektren (unterschiedliche Eicheinstellungen)

(vgl. Abb. 3.13), soll hier am Beispiel der A. carotis communis anhand von Frequenzanalysen gezeigt werden, wie Doppler-Kurven quantitativ besser ausgewertet werden können. Manche Parameter können auch aus der CW-Doppler-Kurve berechnet werden.

Bei der *qualitativen* Beschreibung der normalen Doppler-Kurve der A. carotis communis ist folgendes zu beachten (vgl. Abb. 3.14):

- Bei jungen Menschen ist der katakrote Gipfel B deutlich, spornartig abgesetzt und relativ niedrig im Vergleich zur frühdiastolischen Frequenzverschiebung bzw. Blutströmungsgeschwindigkeit.
- Bei älteren Menschen ist dieser Bereich flacher, plateauartiger, und die mittlere diastolische Geschwindigkeit nimmt mit fortschreitendem Alter ab [25].
- In der Systole ist das Frequenzband sehr schmal, d.h. die Geschwindigkeitsunterschiede zwischen den verschiedenen Blutstromschichten in der Arterie sind in der Systole sehr gering.
- In der Diastole kommt es zu einer deutlichen Verbreiterung des Frequenzbands, also zu einer breiten paraboloiden Verteilung der Blutströmungsgeschwindigkeiten über den Gefäßquerschnitt (Abb. 3.13 und 3.14).

Quantitative Parameter (Abb. 3.14)

Maximale systolische Scheitelfrequenz (A),
maximale enddiastolische Frequenz (D),
mittlere systolische Scheitelfrequenz (a),
mittlere enddiastolische Frequenz (d).

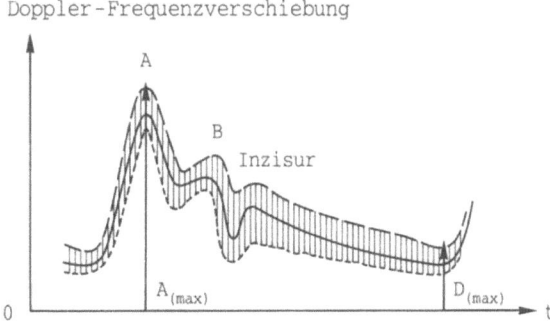

Abb. 3.14. Frequenzspektrum der A. carotis communis. – – – Hüllkurve der Maximalfrequenz, ——— mittlere oder mediane Frequenzverschiebung (übliche CW-Doppler-Darstellung), *A* maximale systolische Scheitelfrequenz, *D* maximale enddiastolische Frequenz

− Widerstandsparameter nach Pourcelot

$$\frac{(A-D)}{A}$$

− Pulsatilitätsindex (PI) nach Gosling (s. auch Abb. 3.7) für Arterien vom Niederwiderstandstyp

$$PI = \frac{(A-D)}{\text{mittlere Maximalfrequenz (eines gesamten Pulszyklus)}}$$

oder

$$PI = \frac{(a-d)}{\text{mittlere Durchschnittsfrequenz (eines Pulszyklus)}}$$

[Vgl. PI (für Arterien vom Hochwiderstandstyp)

$$= \frac{(a+b)}{\text{mittlere Blutströmungsgeschwindigkeit}}$$

(s. 3.2.1)].

− Spektralverbreiterungsparameter SB (Vermessung der Spektralverbreiterung im Kurvenscheitel A in einem engbegrenzten Zeitraum, z. B. 0,05 s)

$$SB = \frac{F_{A_{max}} - F_{A_{mittel}}}{F_{A_{mittel}}} \cdot 100$$

In Abhängigkeit vom Grad einer A.-carotis-interna-Abgangs-Stenose sind folgende systolische *Frequenzverschiebungen* (bzw. Strömungsbeschleunigungen) zu erwarten (bei einer 4 MHz-Sonde):

− bis 50%ige Stenosen: $\Delta F_{max} \leq 3{,}5$ kHz $\approx$ 80 cm/s,
− um 60%ige Stenosen: $\Delta F_{max} = 5-8$ kHz $\approx$ 100 cm/s,
− über 80%ige Stenosen: $\Delta F_{max} > 8$ kHz $>$ 180 cm/s.

Untersuchung des A.-vertebralis-Stromgebiets

Die A. vertebralis ist oft unterhalb des Processus mastoideus der USD-Untersuchung zugänglich. Die Sonde zielt dabei etwa in Richtung gegenüberliegendes Ohr bis Auge. Wegen des S-förmigen Verlaufs der A. vertebralis (zwischen HWK 1 und 2) in diesem Bereich ist keine sichere Aussage über die Stromrichtung möglich; aber ein Verschluß, eine induzierte Stromrichtungsänderung oder eine stark veränderte Frequenzmodulation ist nachweisbar. Dagegen kann die Strömungsrichtung bei Beschallung im lateralen Halsdreieck − speziell bei

Stromrichtungsumkehr – meist festgestellt und damit z. B. ein Subklavia-Anzapfsyndrom erkannt werden (dies wäre auch bei transoraler Beschallung im Mesopharynxbereich zuverlässig möglich). Auch eine beschleunigte Strömung kann unter Umständen erkannt werden, wenn die A. vertebralis selten einmal Kollateralgefäß für eine verschlossene A. carotis interna ist; dabei kann der Befund in der A. supratrochlearis dann normal sein (!).

Schwierigkeiten kann die sichere Abgrenzung von der A. carotis communis (und vom Truncus thyreocervicalis) im lateralen Halsdreieck bereiten, was ggf. durch kurzfristige Kompression der A. carotis, durch Druck auf die Schilddrüse oder durch kräftiges Beklopfen der Vertebralisschleife subokzipital weiter abzuklären ist.

Die diagnostische Treffsicherheit der USD-Untersuchung der A. vertebralis erreicht je nach Befund bis zu etwa 80%. Der Seitenvergleich ist dabei immer sehr wichtig; allerdings gibt es nicht selten anlagemäßig Seitenvariationen bis zur Aplasie. Bei der alleinigen subokzipitalen Beschallung ist grundsätzlich nicht zwischen Stenose und Hypoplasie zu unterscheiden.

In der folgenden Tabelle ist eine topographische Einteilung des Vertebralisstromgebietes aufgeführt, wie sie in vereinfachter Form heute häufig verwendet wird (Tabelle 3.4).

Tabelle 3.4. Topographische Einteilung des Vertebralisstromgebietes

Einteilung der Vertebralisstrombahn	Untersuchungsmethode
V_0-Segment = Abgang	(Doppler/Duplex) Angio
V_1-Segment = proximal – „prätransversal"	Doppler/Duplex
V_2-Segment = „transversal" (HWK 6-1 (2))	Duplex (Doppler)
$V_{2/3}$ = HWK 1-2 (V_{3a})	Doppler (Duplex)
V_3-Segment = Atlasschlinge (V_{3b})	(Duplex/Doppler)
V_4-Segment = intrakraniell (präbasilär)	„transkran." Doppler/Angio
Durchmesser A. vertebralis re. $3{,}8 \pm 0{,}5$, li. $3{,}9 \pm 0{,}5$ mm	
Strömungsgeschwindigkeit 43 ± 8 cm/s	
(Hypoplasie kleiner 3 mm)	

Zusammenfassende Darstellung des Untersuchungsprogramms

Abbildung 3.15 gibt Befunde und Diagnosen im Bereich der hirnversorgenden Arterien wieder, die mit der USD-Untersuchung erkennbar oder weiter abklärbar sind.

In Tabelle 3.5 ist das komplette neurologisch-angiologische Untersuchungsprogramm des Karotisstromgebiets aufgeführt. Dieses Programm sollte ggf. auch immer vor einer A.-temporalis-Biopsie durchgeführt werden um auszuschließen, daß dieses Gefäß wichtiges Kollateralgefäß für eine stenosierte bzw. obliterierte A. carotis interna ist (auch kann mit USD die optimale Biopsiestelle festgelegt werden).

Bei normalem USD-Befund ist eine Duplexsonographie immer dann streng indiziert, wenn klinisch weiterhin der Verdacht auf ein − auch geringgradiges − Strombahnhindernis im Karotis-Bereich besteht! (Transitorische ischämische Attacken beruhen häufig auf hämodynamisch gering wirksamen, ulzerierten Läsionen.) Eine Angiographie (intraarterielle DSA) ist nur ausnahmsweise erforderlich, z. B. bei anatomischen Problemkonstellationen. Ein allgemein-angiologisches *Minimalprogramm* zur orientierenden Untersuchung des Karotisstromgebiets besteht aus:

− beidseitiger RR-Messung;
− Gefäßpalpation und -auskultation;
− „indirekter orbitaler" USD-Untersuchung (A. supratrochlearis, ggf. auch A. supraorbitalis);

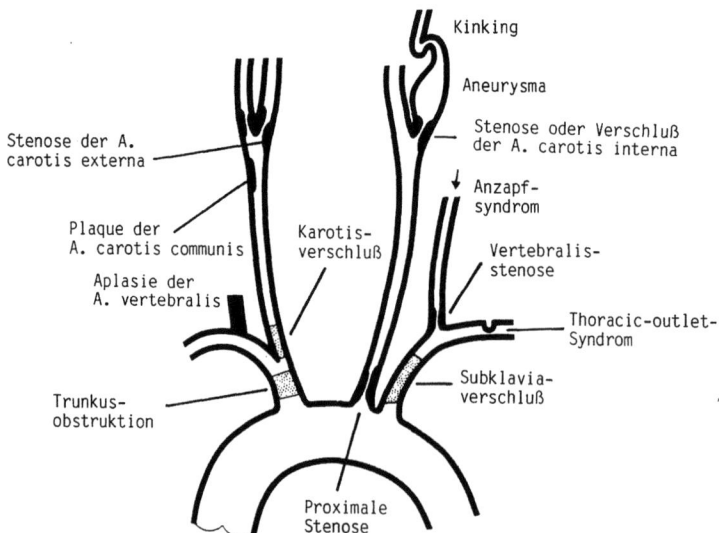

Abb. 3.15. Befunde und Diagnosen im Bereich der Aortenbogenäste, die mit USD erkennbar und weiter abklärbar sind. (Nach Marshall [25])

Tabelle 3.5. Untersuchungsprogramm bei zerebralen Durchblutungsstörungen

- *Anamnese:* U.a. Art der neurologischen Ausfallserscheinungen, andere Manifestatione der AVK, Risikofaktoren.
- *Klinische Untersuchung:* Immer Gefäßpalpation (auch A. temporalis superficialis) und -auskultation, auch kardiale Auskultation; beidseitige RR-Messung.
- *Apparative Untersuchung:* An erster Stelle immer USD
  - *Indirekt-orbital:*
    - A. supratrochlearis rechts/links, ggf. A. supraorbitalis,
    - Kompressionstests soweit erforderlich (A. temporalis superficialis; A. facialis)
  - *Direkt:*
    - A. carotis communis proximal im Seitenvergleich,
    - { A. carotis communis rechts vom Abgang bis zur Bifurkation,
      A. carotis interna rechts ab dem Abgang bis zur Schädelbasis und zurück,
      A. carotis externa einschließlich Abgang.
    - Gleiches Programm links.
    - A. vertebralis subokzipital beidseits; bei atypischem Befund auch proximal bis zum Abgang.
    - A. subclavia beidseits infraklavikulär bzw. A. cubiti
  - *Ergänzende Untersuchungen:*
    - Kompressionstest der A. carotis communis (kurz, proximal),
    - Funktionstest des Vertebralisstromgebiets mit Kopfwendung,
    - Funktionstests bei Verdacht auf Subklavia-Anzapfsyndrom.
- *Entscheidung über weiterführende Untersuchungen:*
  - Vor allem Duplexsonographie, transkranielle Doppler-Sonographie; Angiographie (DSA, selektiv)
- *Therapieempfehlung:* Konservativ/operativ (mit Aufklärung über die Alternativen)

- direkter Beschallung der A. carotis communis mit Aufzeichnung der Doppler-Kurven im Seitenvergleich (Sensitivität und Spezifität liegen bei 80–90% bei hämodynamisch bedeutsamen Prozessen).

Tabelle 3.6 zeigt das *Untersuchungsprogramm bei Verdacht auf Subclavia-Anzapfsyndrom*. Die in Tabelle 3.7 angeführten Fehlerquellen und Probleme bei der USD-Untersuchung der hirnversorgenden Arterien können teilweise durch die Duplexsonographie geklärt bzw. vermieden werden. In Abb. 3.16 sind pathologisch veränderte Doppler-Kurven extremitätenversorgender (Hochwiderstandstyp) und hirnversorgender (Niederwiderstandstyp) Arterien zusammengestellt.

Tabelle 3.6. Untersuchungsprogramm bei Subklavia-Anzapfsyndrom („subclavian steal"). (Nach [25])

- Beidseitige RR-Messung (deutliche Seitendifferenz);
- Gefäßpalpation und -auskultation;
- Mit *Ultraschall-Doppler:*
Nachweis eines proximalen Subklaviastrombahnhindernisses (üblicherweise links; rechts ggf. Trunkusstrombahnhindernis);
Nachweis einer Strömung in der distalen A. subclavia mit typisch verändertem Kurvenbild (Verlust des frühdiastolischen Dip u. a.);
Strömungsumkehr (oder Pendelfluß) in der gleichseitigen A. vertebralis mit deutlicher Verminderung der retrograden Strömung bei Kompression der gleichseitigen A. brachialis (z. B. mit RR-Manschette) und Zunahme bei reaktiver Hyperämie in dem betreffendem Arm, z. B. nach Arbeit (Faustschlußübungen)

Tabelle 3.7. Mögliche Fehlerquellen und Probleme bei der USD-Untersuchung der hirnversorgenden Arterien

Seitens des Patienten:
1. Unruhe, Tremor
2. Häufiges Schlucken (Zwangsschlucken)
3. Kurzer, dicker Hals
4. Sehr hohe oder sehr tiefe Teilung der A. carotis communis
5. Anatomische Variationen (z. B. ventraler Abgang der A. carotis interna; weiter, langer Internabulbus)
6. Ausgedehntere Narben
7. Große Struma, Zustand nach Strumektomie
8. Ausgeprägte Arrhythmie
9. Ausgeprägte Herzinsuffizienz, Herzvitien (Aorteninsuffizienz, Subaortenstenose)
10. Ausgedehnte Verkalkungen

Seitens des Untersuchers:
11. Mangelnde Erfahrung
12. Mangelnde Geduld, Zeitdruck
13. Unzulängliche Geräteausstattung bzw. falsche Geräteeinstellung
14. Verwechslung von Gefäßen (A. vertebralis mit A. carotis communis, Truncus thyreocervicalis oder A. carotis interna; A. carotis interna mit A. thyreoidea superior u. a.)

Quantitative Analyse von Doppler-Frequenzspektren

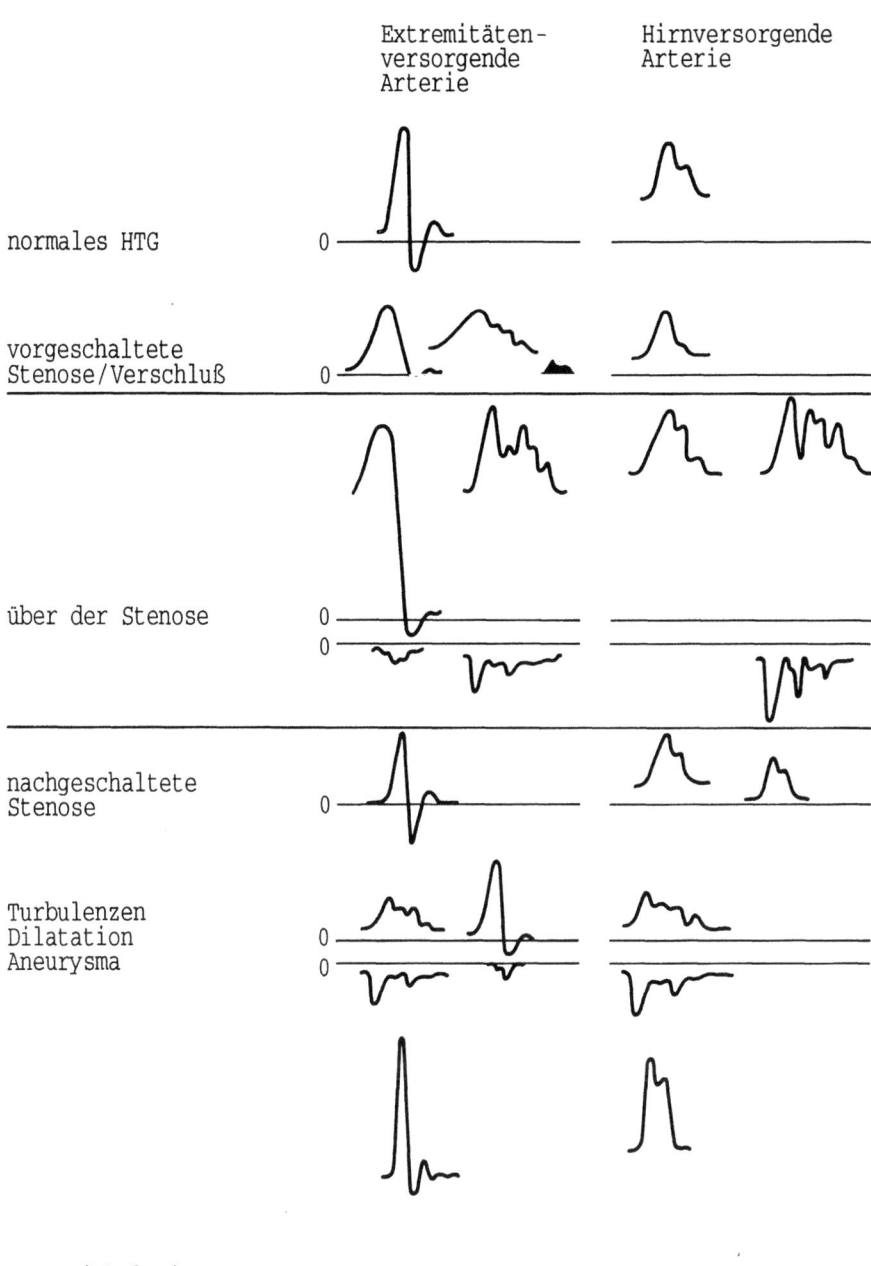

Abb. 3.16. Verschiedene Doppler-Kurven

Zuverlässigkeit

Wie dargestellt, besteht die Doppler-Untersuchung supraaortal aus der indirekt-orbitalen Beschallung der frontoorbitalen Endäste der A. carotis interna und der direkten Beschallung der extrakraniellen, supraaortalen Arterien [25, 27]. Obwohl diese Untersuchungsteile in der Praxis immer zusammengehören, kann zur Beurteilung der Zuverlässigkeit der Untersuchungsergebnisse zunächst eine getrennte Betrachtung vorgenommen werden, um dann die Überlegenheit des kombinierten Vorgehens belegen zu können. In unserem eigenen Patientengut ergaben sich folgende Werte für die Sensitivität und Spezifität (vgl. auch [27]):

Karotisstromgebiet
Indirekt-orbitale Untersuchung:
- Der Normalbefund (Spezifität) ist in 90% der Fälle richtig negativ.
- Der pathologische Befund (Sensitivität) ist durchschnittlich in 90% der Fälle richtig positiv:
  - Strömungsumkehr in 98% (hoch sensitiv); „hartes Kriterium";
  - „Nullfluß" (mit Kompressionstest) in 80% der Fälle;
  - deutliche Amplitudenverminderung (Kompressionstest) in 70% der Fälle.
- Bei 15% der gesicherten Internaverschlüsse ist die indirekt-orbitale Untersuchung nicht eindeutig positiv (relativ niedrige Spezifität).

Direkte Untersuchung:
- Ab 50%igen Stenosen hohe Zuverlässigkeit; sehr sensitiv bei hochgradigen Stenosen und Verschlüssen.

Kombinierte Untersuchung (indirekt-orbital und direkt):
- Sensitivität 92% (85 – 99%),
- Spezifität 97% (89 – 100%),
- Voraussagewert („predictive value"): – des pathologischen Befundes 98%, des Normalbefundes 85%.

Vertebralisstromgebiet
Kombinierte Untersuchung (subokzipital und proximal):
- Bei pathologischen Befunden liegt die Trefferquote (Sensitivität) bei ca. 80%;
- bei Verschlüssen liegt sie bei fast 100%.

Die Kombination aus indirekt-orbitaler und direkter Doppler-Untersuchung zeigt demnach in der Hand des Geübten eine außerordentlich hohe Sensitivität und Spezifität. Die Duplexsonographie kann das kombinierte Verfahren optimal ergänzen, weil sie vor allem bei gering- bis mittelgradigen und weniger bei hoch- bis höchstgradigen Stenosen eine hohe Zuverlässigkeit zeigt (vgl. Tabelle 3.8 und Abb. 3.30).

Probleme und Fehlerquellen

Tabelle 3.8 veranschaulicht zunächst die grundsätzliche Problematik der Stenosegradbeurteilung im Karotisstromgebiet. Wichtig ist immer die Beachtung des Unterschieds zwischen *Diameterstenose*, die üblicherweise bei der angiographischen Untersuchung ermittelt wird und selbstverständlich auch bei der sonographischen Untersuchung ermittelt werden kann, und *Querschnittstenose*, die grundsätzlich bei der Doppler-Sonographie beurteilt wird. Es zeigt sich, daß die Fläche des Restlumens bei gleicher Diameterstenose um den Faktor 4 und mehr differieren kann (Tabelle 3.8). Gleichzeitig ergibt sich die Problematik einer bewertenden Stenosegradbeschreibung (hämodynamisch bedeutsam, hämodynamisch wirksam; geringgradig, mittelgradig, höchstgradig?).

Bei diesen Überlegungen sind die hämodynamischen Gesetzmäßigkeiten und Auswirkungen einer ganz umschriebenen, einer kurzstreckigen und einer langgestreckten höhergradigen Stenose (Bernoulli-Beziehung, Hagen-Poi-

Tabelle 3.8. Vergleich der Diameterstenose mit resultierenden Querschnittstenosen und Restlumina

Anatomischer Befund (Längsschnitt)	Diameterstenose (Radiologisch/ sonographisch)	Querschnittstenose (Doppler-sonographisch/ duplexsonographisch)		Restlumen (Durchmesser und Fläche)	Beschreibung
10 mm	0%	◯	0%	$\varnothing = 10$ mm $F = 78{,}5$ mm^2	normal Intimaverdickung Endothelschaden (endangiopathisch)
5 mm	50%	◓	75%	$\varnothing = 5$ mm $F = 19{,}6$ mm^2	Hämodynamisch bedeutsam
	50%	◒	50%	$F = 39{,}3$ mm^2	Unbedeutend Geringfügig Geringgradig Mittelgradig
= 1 mm	90%	◕	99%	$\varnothing = 1$ mm $F = 0{,}79$ mm^2	Hochgradig Höchstgradig Filiform
		◕	96%	$F = 3{,}6$ mm^2	Hämodynamisch stark wirksam

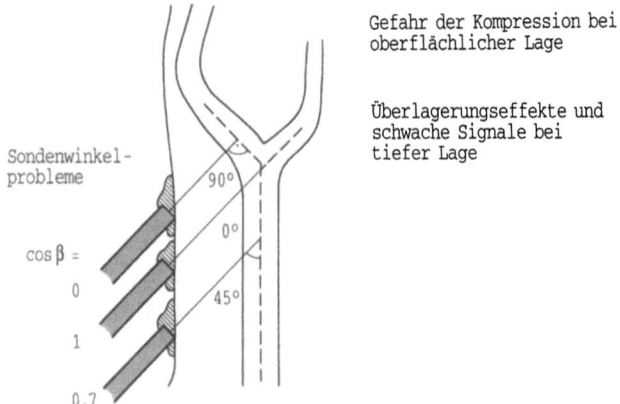

Abb. 3.17. Typische Fehlerquellen bei der Ultraschall-Doppler-Untersuchung des Karotisstromgebiets mit besonderer Berücksichtigung von Beschallungswinkelproblemen; Abweichung der Doppler-Frequenzverschiebung ausgeprägter bei Sondenwinkelabweichung zwischen 45° und 90° als zwischen 45° und 0°

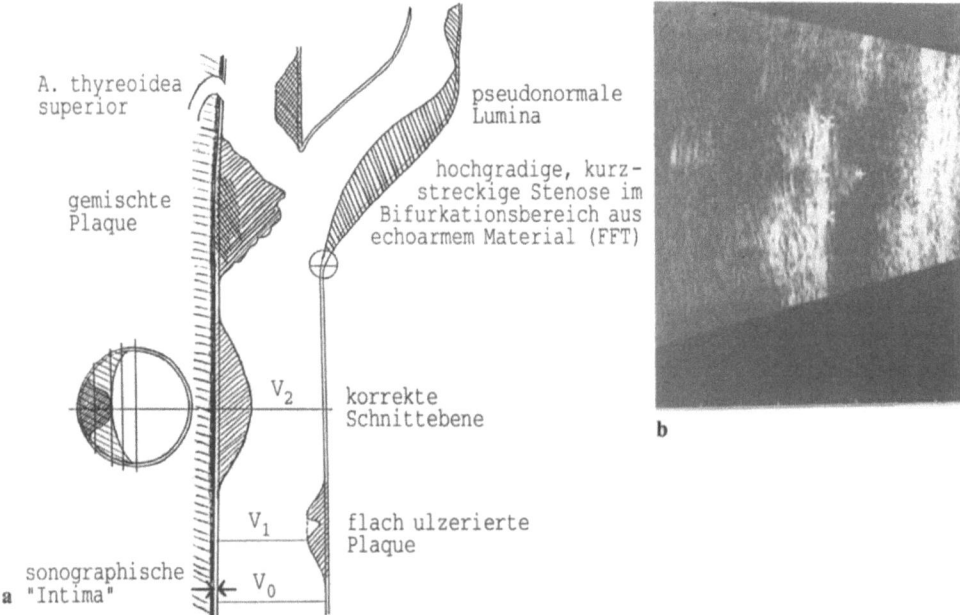

Abb. 3.18 a, b. H. K., m, 70 J.: Vor 4 Jahren erstmals TIA, 3 Rezidive bis PRIND („*p*rolonged *r*eversible *i*schaemic *n*eurological *d*eficit"), mäßig große, gemischte Plaque im Bifurkationsbereich mit Ulkus, nicht wesentlich stenosierend (Befund operativ bestätigt)

seuille-Gesetz), oder die Bedeutung der pulsatilen Strömung oder von Hämatokritveränderungen u. a. noch nicht berücksichtigt. Abb. 3.17 und 3.18 zeigen Fehlerquellen, die für das Karotisstromgebiet in besonderer Weise typisch und nicht selten sind: Abb. 3.17 zeigt, daß im Bereich der Karotisgabel der Beschallungswinkel im Extremfall zwischen 90° und 0° und damit die Dopplerfrequenzverschiebung zwischen 0 und maximal variieren kann, ohne daß der Untersucher dies bei der CW-Doppler-Sonographie ausreichend sicher erkennen könnte. Abb. 3.18 demonstriert den schwierigen Nachweis größerer, mehr kegelförmiger Plaques im Bifurkationsbereich, und daß bei entsprechender Anordnung von gering- bis mittelgradigen Plaques pseudonormale Lumina resultieren können, die erhebliche Beurteilungsprobleme bedingen.

3.3 Untersuchung des venösen Systems

Da die USD-Untersuchung der Venen nichtinvasiv und vom Aufwand her – gemessen an der diagnostischen Aussagekraft – gut vertretbar ist, muß sie heute an erster Stelle der apparativen Venendiagnostik in der allgemeinärztlichen und internistischen Praxis stehen. Die Risikolosigkeit hat den weiteren Vorteil, daß diese Untersuchung zur Überwachung thrombosegefährdeter Patienten, auch in der Schwangerschaft, ggf. wiederholt eingesetzt werden kann (im Idealfall in Kombination mit der Duplexsonographie).

Beurteilt werden können die V. iliaca externa mit dem Abstromgebiet über V. iliaca communis und V. cava inferior, V. femoralis (V. femoralis communis und V. femoralis superficialis), V. saphena magna und parva, V. poplitea und Vv. tibiales anteriores und posteriores, weitere Unterschenkelvenen und entsprechende Venen am Arm und Schultergürtel. Beurteilungskriterien sind fehlender venöser Fluß oder pathologisches Strömungsverhalten. Der Seitenvergleich ist immer heranzuziehen, da die intraindividuellen Seitenunterschiede normalerweise gering sind, die interindividuellen Unterschiede dagegen groß sein können.

Der Verschluß einer großen, oberflächennahen Vene, z. B. der V. femoralis in der Leistenbeuge, kann bereits mit den einfachen, nichtdirektionalen Geräten zuverlässig nachgewiesen werden, während für jede weiterreichende Venendiagnostik die Blutstromrichtung und -geschwindigkeit anzeigenden direktionalen Geräte mit der Möglichkeit zur Aufzeichnung erforderlich sind. Mit der Doppler-Sonographie kann üblicherweise nur eine Venenfunktionsdiagnostik im ileofemoropoplitealen und axillären Bereich durchgeführt werden. Thrombosen einzelner tiefer Unterschenkelvenen sind einer einfachen USD-Untersuchung nicht zugänglich, lediglich in einem gewissen Umfang über die Beschallung der Vv. tibiales posteriores (erfahrene Untersucher können allerdings oft alle tiefen Leitvenenpaare am Unterschenkel beschallen).

Methodisches Vorgehen (Tabelle 3.9)

Leitgebilde zum Auffinden der tiefen Venen sind jeweils die zugehörigen Arterien. In der Körperperipherie kann das venöse Strömungssignal oft nur mit arterieller Überlagerung abgeleitet werden, was aber die venöse Funktionsdiagnostik nicht beeinträchtigt.

Der venöse Blutstrom ist durch die fehlende Pulsation und normalerweise durch die Atemabhängigkeit des Signals gut vom arteriellen abgrenzbar. Das venöse Doppler-Signal gleicht dem Heulen oder Brausen des Windes. In der unteren Körperhälfte kommt es inspiratorisch zu einer kontinuierlichen Abnahme der venösen Strömungsgeschwindigkeit mit typischem endinspiratorischem Stopp bei tiefer Einatmung.

Im Bein-Becken-Bereich beginnt die Untersuchung immer in der Leistenbeuge am liegenden Patienten. Bei sehr adipösen Patienten oder ausgeprägten Hüftanomalien kann diese USD-Untersuchung Schwierigkeiten bereiten.

Tabelle 3.9. Typische Befunde bei der Ultraschall-Doppler-Untersuchung des Venensystems in der Leistenbeuge (entsprechende Befunde z. T. auch an V. axillaris/subclavia und an V. poplitea zu erheben). (Nach [25])

Manöver	Normale Verhältnisse	Tiefe Thrombose (Beckenvenen)	Klappeninsuffizienz
Atemabhängigkeit des Doppler-Signals	+	Fehlt	Bei postthrombotischem Syndrom verminderte Atemabhängigkeit
Valsalva	Sistieren der venösen Blutströmung	Strömung herzwärts anhaltend	Rückstrom
Valsalva mit Stauung distal der Einmündung der V. saph. magna	Sistieren der venösen Blutströmung	[a]	Rückstrom nur bei Insuffizienz der tiefen Venen
A-Geräusche bei Kompression	+	Fehlend[a]	(Retrograder Fluß über insuffiziente Perforansvenen)
S-Geräusche in Kollateralvenen	0	+ [Nach wenigen Stunden (in V. saphena magna umgehend)]	(Bei schlecht kompensiertem postthrombotischen Syndrom Fortbestehen von Kollateralvarizen)

[a] *Cave:* Keine intensiven Manipulationen am erkrankten Bein!

3.3.1 Tiefe Venenthrombose (Tabellen 3.9 und 3.10)

Basisuntersuchung
Ausgeprägter als bei tiefer Inspiration kommt es beim Valsalva-Preßversuch beim Gesunden nach einem kurzen initialen Rückstrom zum Sistieren der Femoralvenenströmung („venöser Niederwiderstandstyp"), während bei pathologisch erhöhtem Femoralvenendruck infolge einer *Beckenvenenthrombose* der Blutfluß in der gestauten Femoralvene beim Valsalva-Manöver über Kollateralen herzwärts anhält („venöser Hochwiderstandstyp"). Wegen des erhöhten Venendrucks distal einer Thrombose ist — als wichtiges vororientierendes Symptom — auch die typische Atemabhängigkeit des venösen Strömungssignals weitgehend aufgehoben. Bei lediglich *stenosierenden* — funktionell wirksamen — Beckenvenenprozessen verschwindet der endinspiratorische Stopp des USD-Signals der V. femoralis (Seitenvergleich!); dies ggf. auch bei einem stark ausgeprägten „Beckenvenensporn" (links) [26]. Diese Befunde lassen sich in der Leistenbeuge mit der Dopplersonde an der medial der Arterie liegenden Vene nachweisen (Abb. 3.19, Tabelle 3.9).

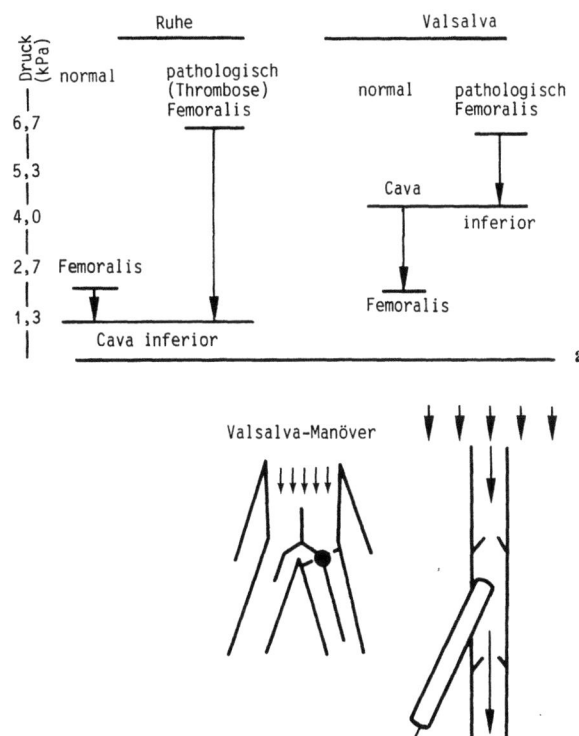

Abb. 3.19. a Druckgradienten zwischen V. femoralis und V. cava inferior bei Normalbefund und bei pathologischem Befund (Beckenvenenthrombose) jeweils in Ruhe und beim Valsalva-Manöver. Bei pathologisch erhöhtem Femoralvenendruck infolge einer Beckenvenenthrombose bleibt auch beim Valsalva-Manöver ein Druckgradient in Richtung V. cava und daher eine herzwärts gerichtete Blutströmung bestehen. b Schematische Darstellung der Untersuchung des Venensystems in der Leistenbeuge mit dem Valsalva-Manöver, auch zum Nachweis von Klappeninsuffizienzen der Becken-Bein-Venen. (Nach Marshall [25])

Tabelle 3.10. USD-Untersuchungskriterien zur Erkennung und Altersbestimmung einer Bein-, Becken- und Armvenenthrombose. (Nach [27])

Thrombosealter / USD-Kriterium (Untersuchung im Liegen)	Atemabhängigkeit mit endinsp. Stopp	A-Geräusche	S-Geräusche in neugebildeten Kollateralvenen	S-Geräusche in V. saphena magna (et parva) (May-Kollaterale)
Normalbefund	+	+	0	0
		Bei Kompression der vorgeschalteten Strombahn		
		Nach Druckerhöhung in der nachgeschalteten Strombahn		
Höhergradige Beckenvenen*stenose*	Verminderte Atemabhängigkeit mit fehlendem endinsp. Stopp in V. femoralis	(Abgeschwächt in V. femoralis)	0	[Verminderte Atemabhängigkeit in vorgeschalteter Strombahn][a]
Ganz frische, verschließende Venenthrombose:				
– Becken	Aufgehoben in V. femoralis	Aufgehoben oder stark vermindert in V. femoralis	0	Verminderte Atemabhängigkeit in vorgeschalteter Strombahn
– Oberschenkel	[Aufgehoben in V. poplitea][a]	Aufgehoben oder stark vermindert in V. fem. u. popl.	0	V. saphena magna: +
– ausgedehnte Unterschenkelvenenthrombose	Proximal Normalbefund	Vermindert in V. poplitea; ggf. aufgehoben od. stark vermindert in Vv. tib. post. (u. Vv. tib. ant. u. fibul.)	0	V. saphena magna et parva: +
– Schultergürtel	Vermindert in V. subclavia/axillaris	Vermindert in V. subclavia/axillar./brach.	0	0

Tiefe Venenthrombose

Frische, verschließende Venenthrombose nach 1–3 Tagen:			
– Becken	Wie oben	Wie oben	+ (Leistenbeuge, Bauchdecken)
– Bein	Wie oben	Wie oben	Zusätzl. Kollateralvenen am Bein
– Schultergürtel	Wie oben	Wie oben	+ (Schultergürtel)
Postthrombotisches Syndrom (nach Monaten):			
– mit ungenügender Rekanalisation	Vermindert, Rückstrom bei Valsalva	Abgeschwächt	+
– mit guter Rekanalisation	Pendelfluß, ausgedehnter Rückstrom bei Valsalva	+	0 bis (+)

a Unsicherer oder schwer zu erhebender Befund.

Die Treffsicherheit der Untersuchung liegt bei etwa 90%. Entsprechende Befunde können unter günstigen Bedingungen in der Kniekehle bei Femoralvenenthrombose und in der Achselhöhle bzw. infraklavikulär bei Thrombose der V. subclavia erhoben werden.

Ergänzende Methodik (Tabelle 3.9)
Hervorrufen einer verstärkten orthograden Strömung – sog. *A-Geräusche* (*a*ngehoben) – durch dosierte manuelle Kompression des Beins oder Arms distal der Untersuchungsstelle (Abb. 3.20 und 3.21) oder durch Dorsalflexion des Fußes (Sprunggelenkvenenpumpe). Ein deutlicher Hinweis auf Venenverschluß liegt vor, wenn herzwärts keine bzw. ganz schwache A-Geräusche auftreten (u. U. ist dieser Effekt auch noch im Bereich der V. cava inferior rechts des Nabels nachweisbar bei Untersuchung auf Beckenvenenthrombose). A-Geräusche sind auch zuverlässig im Bereich der V. poplitea und der Vv. tibiales posteriores bei Fußkompression nachweisbar. An den Vv. tibiales posteriores sind sie normalerweise rasch, bei Phlebödem verzögert „erschöpfbar". Fehlt diese Erschöpfbarkeit, weist dies auf eine venöse Stauung hin (Tabelle 3.11).

Um einen verstärkten Abfluß über oberflächliche Venen auszuschließen, können die A-Geräusche der V. femoralis auch nach Anlegen eines Stauschlauchs am Oberschenkel geprüft werden. Selbstverständlich sind A-Geräusche auch mit nichtdirektionalen USD-Geräten und im Schultergürtel-Arm-Bereich gut nachweisbar.

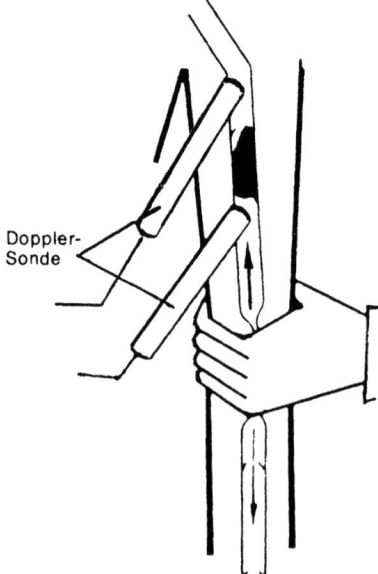

Abb. 3.20. Schematische Darstellung der Auslösung von A-Geräuschen bzw. der fehlenden Auslösbarkeit bei verschließender distaler oder proximaler Venenthrombose. (Nach Marshall [25])

Tiefe Venenthrombose 39

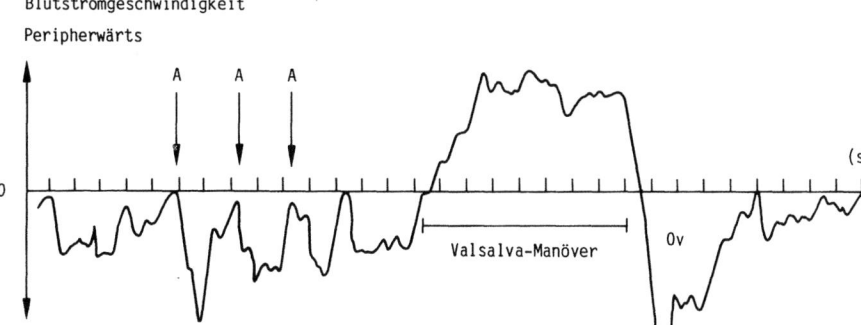

Abb. 3.21. Hämodynamik in der V. femoralis sinistra einer 35jährigen Angestellten mit ausgedehntem postthrombotischen Venenklappenschaden im Oberschenkel-Becken-Bereich. *A*: Auslösung von A-Geräuschen durch Oberschenkel- und Wadenkompression; hier fast normaler Testausfall bei rekanalisiertem tiefem Venensystem. Beim Valsalva-Manöver kommt es zu einem ausgeprägten pathologischen Rückstrom; *Ov*: „overshoot" nach Valsalva-Manöver. (Nach Marshall [25])

Tabelle 3.11. Systematik der A-Geräusche (*a*ngehoben, *a*ugmented) in Leit-, Stamm- und Perforansvenen

---

Normalbefund:
Immer orthograd (in der Peripherie *erschöpfbar*)
Bei Kompression nach proximal
Nach Kompression (Dekompression) von distal

Pathologischer Befund:
Orthograd:
  Abgeschwächt oder *aufgehoben*: Abstromhindernis
  Nicht erschöpfbar: Stauung (evtl. *verstärkt*)
Retrograd (bei Valsalva-Manöver oder proximaler Kompression): Insuffizienz

---

Distal der jeweiligen Kompressionsstelle läßt sich unmittelbar *nach* Aufheben der Kompression ebenfalls eine beschleunigte orthograde Strömung nachweisen. Fehlen derart verstärkte venöse Signale in den Vv. tibiales anteriores und posteriores (und in den Vv. fibulares), so weist dies auf einen Verschluß dieser Venen im Rahmen einer Unterschenkelvenenthrombose hin. In Tabelle 3.11 wird der Versuch, die A-Geräusche zu systematisieren, dargestellt.

Hilfreich ist weiterhin der Nachweis der hochfrequenten, aber nicht pulsatilen, sich mit der Atmung gering ändernden *S-Geräusche* (*s*pontan, *s*chnell) als Zeichen einer schnellen venösen Strömung in einer inguinalen Kollateralvene bei Beckenvenenthrombose. Bei leichter manueller Kompression über Symphyse und Leistenbeuge sistiert dieses Geräusch über der Kollateralvene im Gegensatz zu einem arteriellen Signal. Ein entsprechender Befund ist auch im Schulterbereich bei Thrombose der V. axillaris/subclavia zu erheben. Diese venösen Kollateralen in stets vorgegebenen Bahnen bilden sich im Verlauf einer akuten tiefen Venenthrombose frühzeitig aus (innerhalb von Stunden bis wenigen Tagen). Die Bezeichnung „S-Geräusche" wird nicht einheitlich verwendet, obwohl sie nur im oben genannten Zusammenhang sinnvoll erscheint [41].

Da bei tiefer Oberschenkelvenenthrombose die *V. saphena magna* als wichtiges Kollateralgefäß wirkt, ist der Nachweis einer im Seitenvergleich deutlich beschleunigten Strömung in dieser Vene am Oberschenkel ein hochwertiges indirektes Zeichen für Obliteration der tiefen Strombahn, das praktisch sofort mit der akuten Thrombose auftritt. Selbstverständlich gilt Entsprechendes für einen thrombotischen Verschluß der V. poplitea oder für ausgedehnte tiefe Unterschenkelvenenthrombosen, wobei jeweils die V. saphena magna ebenfalls als wichtige Kollaterale fungiert. Im letzteren Fall übernimmt auch die V. saphena parva Kollateralfunktion.

Bei Verdacht auf akute tiefe Venenthrombose müssen die entsprechenden Untersuchungsmanöver mit äußerster Vorsicht durchgeführt werden (bei Verdacht auf Beckenvenenthrombose genügt der Nachweis einer aufgehobenen Atemmodulation in der V. femoralis im Seitenvergleich)!

Die *Sensitivität* (richtige Diagnosen: Gesamtzahl der Erkrankungen) all dieser Untersuchungen auf tiefe Venenthrombose im ileofemoropoplitealen Bereich beträgt nach einer Zusammenstellung verschiedener großer Studien in der Literatur und nach eigenen Erhebungen 84% (76–94%), die *Spezifität* (richtig erkannte Normalbefunde: Gesamtzahl der Normalbefunde) 87% (78–91%). Die USD-Untersuchung zeichnet sich demnach für diese Fragestellung durch eine hohe Zuverlässigkeit aus; es ist auch möglich, das Alter der Thrombose in etwa einzuschätzen (Tabelle 3.10). Sensitivität und Spezifität der klinischen, nichtapparativen Diagnostik liegen bei tiefer Venenthrombose um 50%. Auch bei Patienten mit Verdacht auf *tiefe Unterschenkelvenenthrombose* kann bei sorgfältiger Untersuchungstechnik eine ähnliche diagnostische Zuverlässigkeit erreicht werden.

3.3.2 Veneninsuffizienz

Bei Klappeninsuffizienz der Becken- und proximalen Beinvenen kommt es beim Preßversuch zu einem heftigen, anhaltenden Blutrückstrom in der V. femoralis communis („proximale Beinveneninsuffizienz"), der in Dauer und Ausmaß mit der Schwere der Klappeninsuffizienz und ggf. der Kompensation eines postthrombotischen Syndroms korreliert und ebenfalls mit der direktionalen Doppler-Sonde zu erfassen ist (Abb. 3.21). Durch Kompression der oberflächlichen Stammvenen mit einer elastischen Binde kann zusätzlich eine *Dif-*

ferenzierung der „proximalen Beinveneninsuffizienz" in Insuffizienz der tiefen und der oberflächlichen Venen durchgeführt werden, weil bei Insuffizienz der tiefen Venen (Leitveneninsuffizienz) trotz oberflächlicher Kompression ein Rückstrom erhalten bleibt (Tabelle 3.9). Auch läßt sich die Ausdehnung einer oberflächlichen Stammveneninsuffizienz durch Beschallung entlang dem jeweiligen Saphenastamm, ggf. auch im Stehen, genau bestimmen (Abb. 3.22). Diese Befunde können sich allerdings mit den Befunden bei tiefer Venenthrombose bzw. bei postthrombotischem Syndrom überlagern. Zur differenzierten Beurteilung ist hierbei der Einsatz der Duplexsonographie unumgänglich (s. 4.3.2). Beim Valsalva-Manöver kann es initial zu einem deutlichen zentrifugalen Strom in der V. femoralis kommen, wenn die erste schlußfähige Klappe weit peripher und nicht in der V. iliaca externa oder V. femoralis communis liegt. Dies darf dann nicht im Sinne einer Klappeninsuffizienz interpretiert werden (Abb. 3.21); es besteht aber ein fließender Übergang zur „frühen Klappeninkompetenz".

Weiter kann sich beim Valsalva-Manöver ein relativ hoher, zentripetal gerichteter Druckgradient aufbauen und nach dem Manöver – ähnlich einem A-Geräusch – zu der deutlichen zentripetalen Strömungsspitze („overshoot") führen (Abb. 3.21): dies weist auf einen freien proximalen Abstrom.

3.3.3 Insuffizienz von Perforansvenen

Auch insuffiziente Vv. perforantes lassen sich mit der USD-Methode erfassen und exakt lokalisieren (s. auch Abb. 3.22). Über einer intakten Perforansvene – soweit diese überhaupt auffindbar ist – ist kein Doppler-Signal zu hören. Es fehlt auch dann, wenn – bei Untersuchungen am Unterschenkel – die Wade proximal manuell komprimiert wird; erst beim Loslassen der Kompression erzeugt das vermehrt in die Tiefe abfließende Blut ein orthograd gerichtetes Doppler-Signal (Tabelle 3.9). Dagegen kommt es bei Insuffizienz einer Perforansvene *bei* proximaler Kompression zu einem Signal mit umgekehrter Ausschlagsrichtung bei einer direktionalen Aufzeichnung, da das Blut retrograd an die Oberfläche gepreßt wird. Entsprechendes gilt für die Einmündungsstellen der Stammvenen, die im Bereich der Krosse letztlich auch Perforansvenen sind.

Diese sehr empfindliche Untersuchung kann auch mit nichtdirektionalen Geräten mit hoher Zuverlässigkeit durchgeführt werden. Sie kann durch eine Untersuchung im Stehen und ggf. mit einem proximalen Tourniquet oder aufgedrücktem Gummiring, um das oberflächliche Venensystem zu blockieren, ergänzt werden.

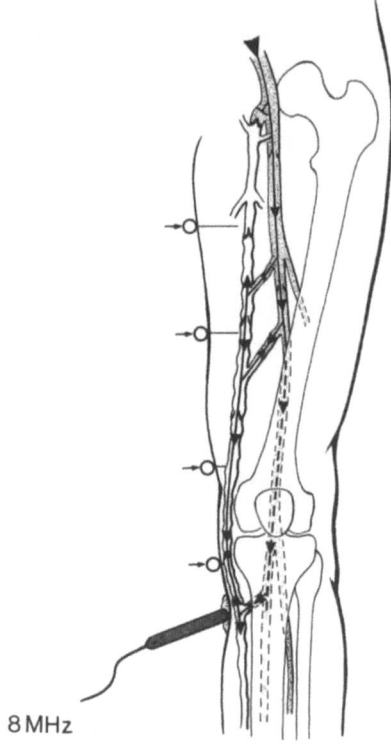

Abb. 3.22. Doppler-sonographische Untersuchung von segmentalen Insuffizienzen der V. saphena magna, die von insuffizienten Perforansvenen gespeist werden. Die speisende insuffiziente Perforansvene kann durch Tourniquets in verschiedener Höhe (→0) festgestellt werden. (Nach Marshall [27])

3.3.4 Abgrenzung von oberflächlicher Thrombophlebitis und Lymphangitis

Da Lymphgefäße parallel zu den oberflächlichen Venen verlaufen, kann es Schwierigkeiten bereiten, Entzündungen dieser Systeme voneinander abzugrenzen. Wenn die oberflächliche Vene sich bei der USD-Untersuchung als thrombosiert erweist, handelt es sich um eine Thrombophlebitis. Zeigt sich in der Vene im Entzündungsgebiet Blutströmung, ist eine Lymphangitis wahrscheinlich.

3.3.5 Fehlermöglichkeiten

In Tabelle 3.12 sind die wichtigsten Fehlerquellen der USD-Untersuchung bei Becken- und Beinvenenthrombose zusammengestellt, wobei viele dieser Fehler durch die Duplexsonographie ausgeschlossen werden können. Auf die Bedeutung des Seitenvergleichs und das Problem einer doppelt und mehrfach ange-

Tabelle 3.12. Wichtige Fehlerquellen und Probleme bei der USD-Untersuchung des Venensystems (speziell bei der Thrombosediagnostik). (Nach [27])

Seitens des Patienten:
1. Kompression einer Vene von außen (Tumor im kleinen Becken; Baker-Zyste in der Kniekehle)
2. Nicht verschließende, nicht hochgradig stenosierende Thrombose
3. Thrombosen außerhalb der Hauptleiter (trotzdem entsprechende Klinik und die Gefahr – meist kleiner – Lungenembolien)
4. Mehrfach angelegte V. femoralis und/oder V. poplitea
5. Ausgeprägte Kollateralvenen
6. Hyperzirkulation an einer Extremität: Entzündung, Tumor
7. Beurteilungsprobleme bei Rezidivthrombose bei postthrombotischem Syndrom
8. Falscher – thorakaler – Atemtyp mit fehlendem endinspiratorischem Stopp im Beinvenensystem oder dispositionell hohe venöse Strömungsgeschwindigkeit (hoher Venentonus?)

Seitens des Untersuchers:
9. Abrutschen der Sonde vom Gefäß, z.B. bei bestimmten Manövern (besonders bei Untersuchung der V. femoralis, saphena magna und subclavia)
10. Falsche Sondenposition (V. saphena magna statt V. femoralis; V. saphena parva statt V. poplitea; hintere Bogenvene statt Vv. tibiales posteriores)
11. Falsche Sondenwahl (z.B. 3-MHz-Sonde für V. saphena magna bei schlanken Personen)
12. Verformung der Vene durch Sondenkompression mit Verschiebung der Klappentaschen (Insuffizienz) oder Kompression von Kollateralvenen; Kompression der V. poplitea durch Überstreckung des Knies
13. (Mangelnde Zeit oder Erfahrung des Untersuchers)

Zum Teil treffen diese Fehlermöglichkeiten auch für die Phlebographie zu (1, 2, 3, 4, 7, 13) oder sie beinhalten auf jeden Fall eine wichtige diagnostische Information (1, 6)

legten V. femoralis oder poplitea sei ausdrücklich hingewiesen. Bei Stauung im Niederdrucksystem infolge einer Rechtsherzinsuffizienz können als frühes Zeichen die Aktionen des rechten Herzens oft retrograd bis weit in die Peripherie übertragen werden; Entsprechendes gilt selbstverständlich für die Trikuspidalinsuffizienz. Diese dann pulsatilen Signale können mit den arteriellen verwechselt werden.

Bei einseitiger arterieller Hyperzirkulation, z.B. infolge einer Dermatitis oder arteriovenöser Kurzschlüsse, findet sich ein konsekutiv verändertes venöses Signal mit verminderter Atemabhängigkeit und gesteigerter mittlerer Strömungsgeschwindigkeit (venöse Hyperzirkulation). Aus diesem Grund sollte zu Beginn der Untersuchung jeweils die USD-Kurve der A. femoralis abgeleitet werden, um Änderungen des arteriellen Einstroms erkennen zu können.

3.4 Ultraschall-Doppler-Untersuchung bei Vitien

Bei bestimmten Herzvitien liefert die USD-Untersuchung wertvolle qualitative und quantitative Aussagen. Vor allem müssen jedoch die entsprechenden Veränderungen der Doppler-Kurven bekannt sein, da es sonst zu schwerwiegenden Fehlinterpretationen kommen kann [25, 27]. Besonders bei der *Aorteninsuffizienz* läßt sich die diastolische Rezirkulation über den herznahen Arterien, besonders über der A. subclavia/axillaris und eventuell auch A. carotis communis sicher nachweisen und quantitativ grob abschätzen (Abb. 3.3).

Bei der *idiopathischen hypertrophischen Subaortenstenose* findet sich eine charakteristische Doppelgipfligkeit des Hämotachygramms der A. carotis communis durch die mittsystolische Strömungsunterbrechung; ein entsprechender Befund findet sich auch an der A. subclavia.

Bei der *Aortenstenose* kann eine verzögerte systolische Anstiegszeit und eine niedrige systolische Strömungsgeschwindigkeit vorliegen; doch sind bezüglich dieser Parameter die interindividuellen Schwankungen bereits physiologischerweise sehr groß.

Bei der *Aortenisthmusstenose* finden sich neben den Druckunterschieden zwischen Arm und Bein die typischen stenosebedingten Veränderungen des Hämotachygramms der A. femoralis beidseits (Abb. 3.6; s. 3.2.1).

Auch *periphere arteriovenöse* Kurzschlüsse führen zu Hämotachygrammveränderungen wie bei Weitstellung der Gefäßperipherie (s. 3.2.1; Abb. 3.16 und 3.23) und zu typischen Veränderungen des Signals über den ableitenden Venen [25].

Bei *Trikuspidalvitien* lassen sich Veränderungen des Strömungsprofils u. a. der V. jugularis nachweisen.

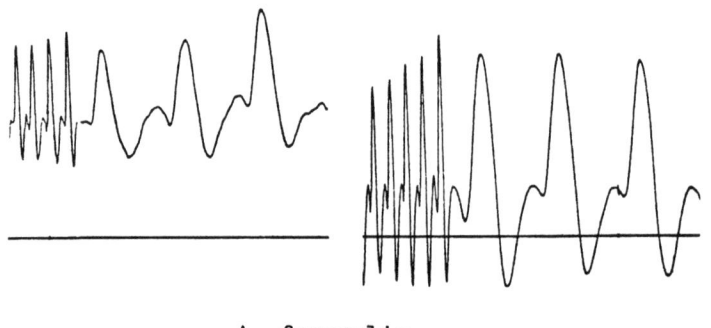

rechts   A. femoralis   links

Abb. 3.23. P. K., m, 19 J.: Hyperzirkulation in der A. femoralis rechts nach Anlage einer Fistel zwischen A. und V. femoralis nach Thrombektomie rechts bei Becken-Kava-Venenthrombose. (Nach Marshall [26])

Viele Duplexgeräte bieten auch die Möglichkeit zur B-Bild- und Doppler-Echokardiographie, den in diesen Fällen entscheidenden ergänzenden Untersuchungen.

3.5 Weitere spezielle Anwendungen der Ultraschall-Doppler-Methode

Einige weitere interessante Zusatzanwendungen der Doppler-Geräte können in diesem Rahmen nur kurz angesprochen werden, da sie über die Routinediagnostik in der täglichen Praxis hinausgehen und nur bei speziellen Fragestellungen bzw. unter besonderen Umständen vorkommen.

- Exakte systolische Blutdruckmessung bei Patienten im Schock – auch bei störenden Umgebungsgeräuschen – und in der Pädiatrie (diastolischer Wert durch Auftreten eines diastolischen Flusses abschätzbar).
- Lokalisierung nicht tastbarer Gefäße zum Zweck der Punktion, z.B. für Angiographien oder auch in der Notfallmedizin zur Schaffung eines zentralvenösen Zugangs; dabei ggf. A-Geräusche ausnutzen.
- Nachweis einer unterbrochenen Hodendurchblutung bei Strangulation der A. spermatica. Beschallung der Penisarterien bei der Abklärung einer erektilen Impotenz mit Kurvenformanalyse und vergleichender Druck- und Strömungsgeschwindigkeitsmessung [27].
- Hilfsmethode zum Nachweis der ausgefallenen Blutzirkulation als Todeszeichen bzw. zum Nachweis des „Hirntods"; dabei auch Beschallung der A. carotis interna und A. vertebralis.

Der Hirntod tritt bereits vor dem völligen Sistieren der zerebralen Zirkulation ein; wenn die zerebrale Sauerstoffaufnahme etwa auf ein Drittel vermindert ist, liegt praktisch schon Hirntod vor. Bei *Hirntod* findet sich typischerweise eine Pendelströmung mit kleiner Strömungsgeschwindigkeit in der A. carotis interna mit einem „Blubb-Blubb-Geräusch". Die A. carotis communis bekommt ein USD-Profil ähnlich der A. subclavia. Die A. vertebralis zeigt ebenfalls oft Pendelströmung. Die Beschallung der A. supratrochlearis ist bei dieser Fragestellung völlig unzuverlässig! Bei Verdacht auf „klinischen Hirntod" ist die USD-Untersuchung eine *Hilfsmethode* zum Nachweis des Fehlens einer biologisch relevanten Restdurchblutung; damit kann z.B. die Festlegung des Zeitpunkts zum angiographischen Nachweis der intrazerebralen Stase oder für neurologische Spezialuntersuchungen optimiert werden.

- Überprüfung der Versorgung der Hohlhandbögen. Untersuchung auf vibrationsbedingte Fingerdurchblutungsstörungen (zunächst reversible Angiospasmen der Fingerarterien – Berufskrankheit) und auf das Hypothenar-Hammer-Syndrom [27]. Differentialdiagnose des primären und sekundären Raynaud-Syndroms [22, 23] und entscheidende Untersuchung beim akuten und subakuten akralen Ischämiesyndrom zur Vermeidung einer Angiographie, da oft die sofortige Lysebehandlung die Therapie der Wahl ist.

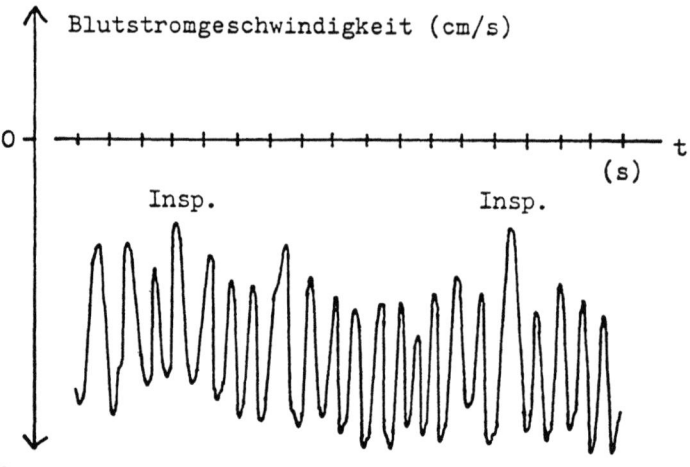

Abb. 3.24. Blutströmung in der V. femoralis sinistra eines 7jährigen Schülers mit ausgeprägtem Parkes-Weber-Syndrom am gesamten linken Bein; Überleitung der arteriellen Pulsationen durch die multiplen arteriovenösen Kurzschlüsse, die sich den stark gedämpften atemabhängigen Schwankungen überlagern; mittlere Strömungsgeschwindigkeit gegenüber der Gegenseite 3fach gesteigert. (Nach Marshall [26])

- Nachweis von Gefäßverschlüssen bei immunologisch-entzündlichen Gefäßerkrankungen (Morbus Horton, Polymyalgia rheumatica u. a.).
- In geeigneten Fällen Indikationsstellung zur Operation bei Karotisstenosen nur aufgrund der USD-Untersuchung [25]; heute immer mit ergänzender Duplexsonographie.
- Intraoperative Erfolgskontrolle gefäßchirurgischer Maßnahmen und postoperative Kontrolluntersuchungen.
- In speziellen Einzelfällen Indikationsstellung zur Thrombolyse oder Thrombektomie bei tiefer Bein-Becken-Venenthrombose aufgrund der USD-Untersuchung zusammen mit der Duplexsonographie.
- Nachweis einer beschleunigten Strömung in den ableitenden Venen und eines entsprechend veränderten arteriellen Signals bei arteriovenösen Fisteln (z. B. beim Parkes-Weber-Syndrom); ggf. auch Nachweis einer fortgeleiteten arteriellen Pulsation (Abb. 3.23 und 3.24).

3.6 Abschließende Bemerkung zur Doppler-Sonographie

Die direktionale Doppler-Sonographie steht unverändert am Anfang jeder apparativen angiologischen Diagnostik (Abb. 3.25). Sie erlaubt eine außerordentlich detaillierte, vor allem funktionell orientierte Beurteilung vaskulärer Erkrankungen.

Allerdings hat die CW-Doppler-Untersuchung auch ihre Grenzen und Fehlerquellen. Man muß sich zudem darüber im klaren sein, daß man es nicht mit einem Druck- oder Volumenpuls, sondern mit dem Geschwindigkeitsprofil der Blutströmung („Hämotachygramm") zu tun hat, und daß eine hohe Geschwindigkeit des Blutstroms keineswegs immer ein hohes Stromzeitvolumen bedeutet.

Sind die Grenzen der USD-Sonographie erreicht, so sollte der nächste Schritt jedoch nicht mehr die invasive, risikobehaftete, strahlenbelastende, teure Angiographie, sondern die *Duplexsonographie* sein (Abb. 3.25).

Mit der Kombination von Doppler- und Duplexsonographie kann in der Mehrzahl der Fälle eine exakte angiologische Diagnostik betrieben werden, die meist auch die Festlegung des therapeutischen Vorgehens erlaubt. Arterio- und Phlebographien sollten – auch im Sinne einer verantwortungsbewußten Strahlenhygiene – nur noch mit ganz gezielter Fragestellung zur unmittelbaren Vorbereitung risikoreicher Therapieverfahren zum Einsatz kommen; zur Diagnostik sind sie üblicherweise nicht indiziert.

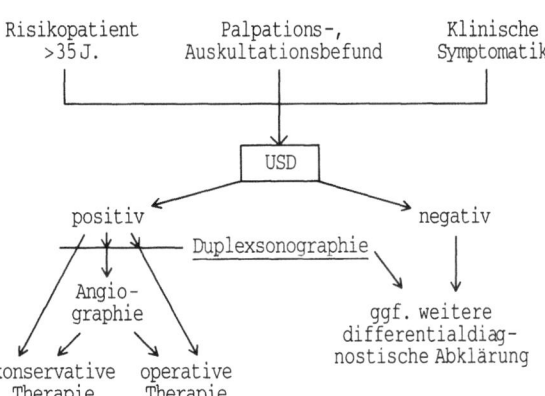

Abb. 3.25. Vorgehensstrategie bei Verdacht auf Durchblutungsstörungen

4 Duplexsonographie und Sonographie der Gefäße

> „Ein Meister allen Jüngern riet,
> Nur das zu glauben, was man sieht.
> Und doch – der Einwand sei erlaubt,
> Daß mancher das sieht, was er glaubt."
>
> (Eugen Roth)

4.1 Einführung in die Duplexsonographie

Die Duplexsonographie (DS) ist vom Konzept her die geniale Kombination aus „gezielter" funktioneller Doppler-Analyse der Blutströmung bzw. Hämodynamik und der – im Idealfall simultanen – morphologischen Darstellung des zu untersuchenden Gefäßes im hochauflösenden, schnellen sonographischen B-Bild. Wenn auch das Vehikel in beiden Fällen der Ultraschall ist, werden doch zwei sehr unterschiedliche diagnostische Informationen in einem Untersuchungsgang zusammengeführt (Tabellen 4.1–4.3).

Während die sonographische Untersuchung der Aorta abdominalis, der V. cava inferior und anderer großer intraabdomineller Gefäße im Rahmen der abdominellen Sonographie seit langem zum Standard gehört [16, 39], wurden erste Versuche zur sonographischen Untersuchung des Karotisstromgebiets 1975 von Anderson und Mitarbeitern [1] und 1979 von Cooperberg und Mitarbeitern mitgeteilt [6].

Tabelle 4.1. Technische Ausrüstung der Schallköpfe

- mechanisch
- elektronisch
- Sektor
- linear u. a.

Tabelle 4.2. Technische Ausrüstung des Doppler-Teils

- gepulst*/cw-Doppler
- Spektrumanalyse
- Energieabgabe
- *Untersuchungsbereich (sample volume)
- Winkelkorrektur

Tabelle 4.3. Farbduplexsonographie

- meist Multielement-Sonden
- farbkodierte Darstellung der *mittleren* Frequenzverschiebung an zahlreichen zweidimensional angeordneten Bildpunkten
  - Blutstromgeschwindigkeit in Farbe (rot/blau)
  - Blutstromgeschwindigkeit helligkeitskodiert
  - Strömungsinhomogenitäten (Turbulenzen) durch Zusatzfarbe (grün) oder Farbumschlag

Die Duplexsonographie geht zurück auf Barber et al. 1974 [4]. Dabei ergänzen sich hochauflösendes B-Bild und Doppler-Analyse in idealer Weise: Die Doppler-Untersuchung ist überlegen im Nachweis höhergradiger Stenosen, wobei das B-Bild oft in die Irre führt. Das hochauflösende B-Bild (5 – 10 MHz) ist die beste Methode zum Nachweis geringgradiger Stenosen unter 50% und vor allem kleiner Plaques; als ganz entscheidende Ergänzung ergibt sich die Möglichkeit zur Beurteilung der – sonographischen – Plaquemorphologie [kalkhaltig (echoreich), „weich" (echoarm), Einblutungen, Exkavationen („Ulzerationen", „maligne" Plaque), thrombotische Auflagerungen u.a.].

Bei den im folgenden wiedergegebenen Originalabbildungen wird wegen der besseren Detailbeurteilbarkeit bevorzugt die B-Bild-, seltener die simultane Duplexdarstellung gewählt, wenn auch bei der Untersuchung die Doppler-Analyse immer durchgeführt und dokumentiert wird. (Wegen der zentralen Selektivbelichtungsmessung können die Randbereiche der Kleinbildaufnahmen bei dunklem Zentrum – echoarmes Gefäß – überbelichtet sein.)

4.1.1 Gerätetechnik

Es gibt zwei Grundtypen von Duplexsonden, wobei bezüglich der B-Bild-Darstellung ein Großteil der von der B-Bild-Sonographie bekannten technischen Entwicklungen zum Einsatz kommt (vom Sektor- über den Linearscanner zur Curved-Array-, Phased-Array- und Annular-Array-Technik) [16] (Tabelle 4.1 und 4.3):

1. Die *frühen Systeme* enthalten im Applikatorkopf meist einen schwingenden oder rotierenden Ultraschallkristall mit sektorförmigem Bildaufbau und einen getrennten, steuerbaren Doppler-Kristall (Abb. 4.1). Ein Großteil der Schwarz-weiß-Duplexgeräte arbeitet nach diesem System, das im Einzelbetrieb jeweils eine hohe sonographische Bild- und Doppler-Analysequalität ermöglicht. Dagegen ist bei echtem Duplexsimultanbetrieb meist sowohl das bewegte B-Bild- als auch die Doppler-Analyse nicht optimal.
2. Besonders seit dem zunehmenden Einsatz der *Farbduplexsonographie* (s. 5) treten Systeme mit vielen Ultraschallkanälen, z.B. in linearer Anordnung, in den Vordergrund. Dabei wird die Doppler-Frequenzverschiebung ggf. über einen variierbaren, größeren Bildausschnitt durch ein aufwendiges Computerprogramm zusätzlich nach Stromrichtung und -geschwindigkeit farb- und helligkeitskodiert (vielkanalige und farbkodierte Duplexsonographie) [9, 15, 17] (Tabelle 4.3).

Die gezielte Analyse eines einstellbaren Untersuchungsbereichs („sample volume") im B-Bild wird durch eine sog. Torschaltung (wählbares Zeitintervall zwischen Aussendung des Ultraschallimpulses und Empfang des Echos) ermöglicht. Das Doppler-Signal wird immer als Frequenzspektrum verarbeitet (FFT: Fast-Fourier-Transformation, s. 3.2.3) (Tabelle 4.2).

Gerätetechnik

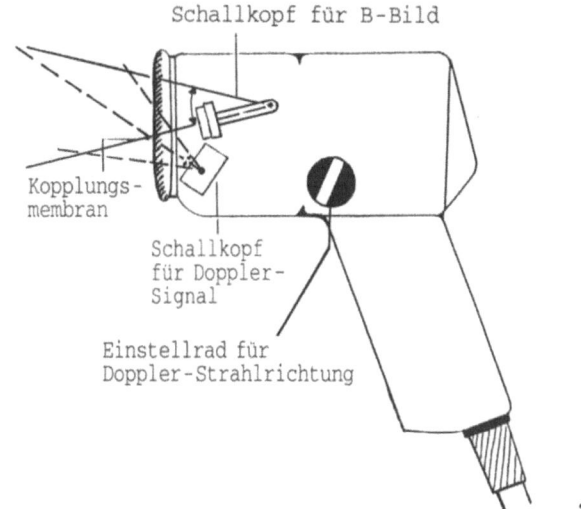

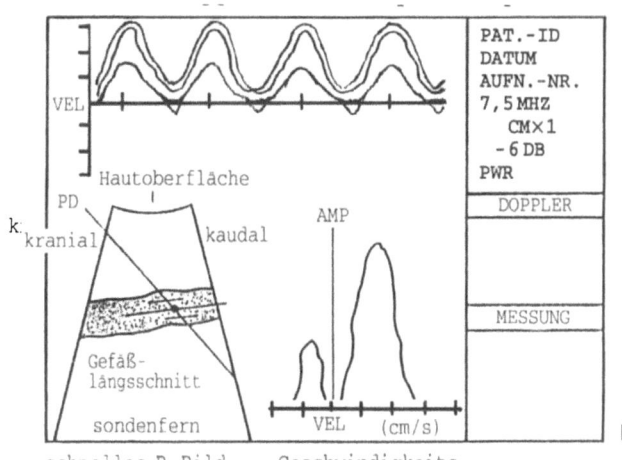

Abb. 4.1a, b. Schematische Darstellung der Duplexsonographie (mechanische Sektorsonde); **a** Aufbau der Sonde, **b** Darstellungsmöglichkeiten

4.1.2 Wichtige Kenngrößen der B-Bild-Sonographie

Ein „*speckle*" (engl. Fleckchen) ist der kleinste abgrenzbare Punkt im Ultraschallbild.

Der Ultraschallstrahl unterliegt bei der Gewebepassage
1. der *Reflexion*: an Grenzflächen entsprechend den optischen Gesetzen,
2. der *Streuung*: Ablenkung an Gewebegrenzflächen und -inhomogenitäten in nicht vorausbestimmbare Richtungen gemäß wellenphysikalischen Gesetzmäßigkeiten,
3. der *Dämpfung* (Abschwächung): Sendefrequenz·Eindringtiefe (bzw. 1 dB/cm·MHz).

Durch einen elektronischen *Tiefenausgleich* („time gain compensation") wird die Dämpfung mit zunehmender Gewebetiefe teilweise ausgeglichen [s. auch „dorsale Schallverstärkung" (4.1.5)].

Entscheidend für die Beurteilbarkeit des Ultraschallechos ist seine *relative Intensität*, d.h. das Verhältnis seiner Intensität I zum Pegel I_0 des elektronischen Grundrauschens. Wie beim hörbaren Schall ist auch hier die Maßeinheit das logarithmische Dezibel (dB). Es gilt demnach:

Relative Ultraschallautstärke [dB] = $10 \cdot \lg I/I_0$

Die theoretisch maximale Lautstärke liegt bei 60 dB; dieser maximale Lautstärkebereich heißt *dynamischer Bereich*. Wegen der logarithmischen Lautstärkenbewertung werden ganz schwache Signale relativ stark dargestellt, d.h. vom Grundrauschen relativ deutlich abgetrennt („überbewertet").

Die Auflösung (minimaler Abstand, in dem zwei Gewebestrukturen unterschiedlicher Dichte sonographisch dargestellt werden können) verhält sich umgekehrt proportional zur Eindringtiefe (s. auch „Dämpfung") und ist abhängig von der Ultraschallwellenlänge, der Impulsdauer und der Breite der Schallkeule.

Die *axiale Auflösung* liegt bei:

- 3,5 MHz bei ca. 4 mm,
- 7,5 MHz bei <1 mm (bei hochwertigen Geräten bei 0,2 mm),
- 10 MHz bei <0,4 mm (vgl. Abb. 4.2).

Die *laterale Auflösung* ist um so besser, je schmaler die vom Transducer abgestrahlte Schallkeule ist. Eine schmale Schallkeule läßt sich durch hohe Ultraschallfrequenz und großen Durchmesser des Schallkopfs im Verhältnis zur Wellenlänge realisieren. Zusätzlich läßt sich das Schallfeld in einer bestimmten Gewebetiefe fokussieren und damit verschmälern.

Wichtige Kenngrößen der B-Bild-Sonographie

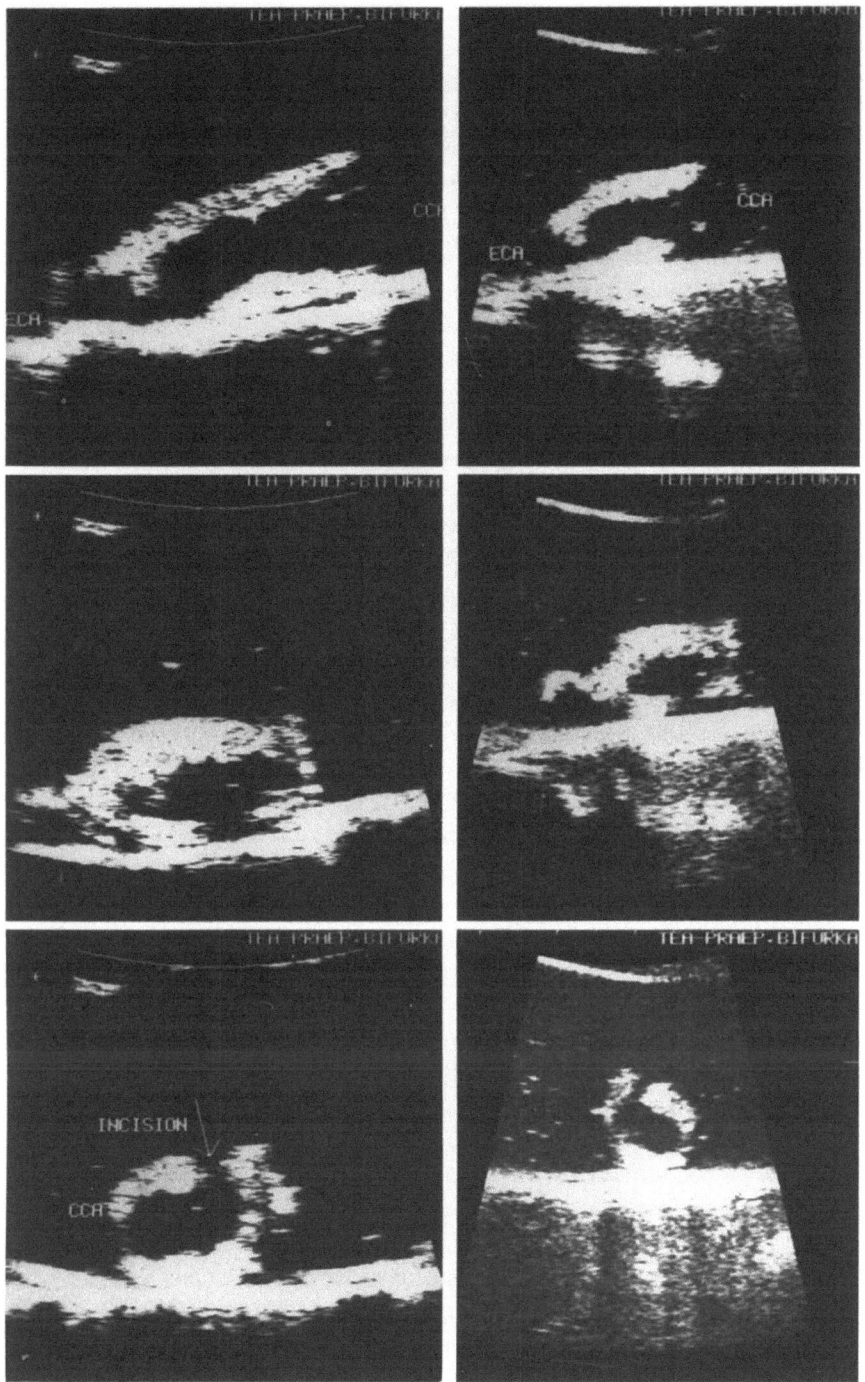

Abb. 4.2. Untersuchung von ausgeschältem Plaquematerial aus der Karotisbifurkation mit einer 10- (a) und 7,5-MHz-Sonde (b) im Wasserbad

4.1.3 Durchführung der Untersuchung

Für die Untersuchung oberflächennaher Gefäße (Gefäße im Hals-, Schultergürtel-, Arm-, Inguinal- und Beinbereich) werden für die B-Bild-Darstellung Sonden mit einer hohen Frequenz von 5 bis 10 MHz (wegen des guten Auflösungsvermögens bei geringer Tiefenreichweite), für die Untersuchung der abdominellen Gefäße Sonden mit einer Frequenz von 3,5 bis 5 MHz (wegen der größeren Tiefenreichweite bei jedoch geringerem Auflösungsvermögen) verwendet. Bei getrenntem Doppler-Teil liegt dessen Sendefrequenz jeweils niedriger. Da die Eindringtiefe des Ultraschalls mit abnehmender Frequenz größer wird, kann die Doppler-Analyse ggf. über den gesamten B-Bild-Bereich gut durchgeführt werden; allerdings muß bei tiefliegenden Gefäßen die Doppler-Empfangsverstärkung („gain") erheblich angehoben werden.

Ebenso wie die Doppler-Untersuchung wird die Duplexuntersuchung grundsätzlich im Liegen durchgeführt. Zur Untersuchung der hirnversorgenden Arterien sollte auch hier der Hals durch Unterlegen einer Nackenrolle überstreckt werden. Die Darstellung der V. saphena magna und parva geschieht wegen der guten Auffüllung am besten im Stehen. Zur Beschallung der Unterschenkelvenen bewährt sich die Untersuchung im Sitzen. Die Beschallung der V. poplitea mit Parvamündung gelingt gut in Seiten- oder Bauchlage in entspannter Haltung mit leicht angewinkeltem Knie.

Zur guten Venenfüllung kann im Bedarfsfall ein Valsalva-Manöver oder eine proximale Kompression der Extremität durchgeführt werden.

Durch Änderung der Empfangsverstärkung („gain") des B-Bilds und der Bildschirmeinstellung wird das normale Arterienlumen auf eine ganz geringe Echogenität eingestellt. Benachbarte normale Venen stellen sich dann meist fast echofrei dar.

Wie bei der internistischen Sonographie üblich, wird kranial immer links im B-Bild und sondennah immer oben dargestellt (Abb. 4.1). Querschnitte werden immer so dokumentiert, als würde von kaudal betrachtet (linke Körperseite rechts im Bild). Wird von dieser Dokumentationsweise aus untersuchungstechnischen Gründen abgewichen, muß dies deutlich kenntlich gemacht werden.

Um auch die Doppler-Aufzeichnung einheitlich und nachvollziehbar zu gestalten, wird von uns orthograde arterielle Strömung üblicherweise immer nach oben (positiv) oder bei der Farbkodierung rot und venöse Strömung nach unten bzw. blau dargestellt und entsprechende retrograde Strömung jeweils umgekehrt.

Das Besondere an der B-Bild-Darstellung oberflächennaher Gefäße bei der Duplexsonographie ist die Verwendung sehr hoher Ultraschallfrequenzen bis 10 MHz und mehr. Dies bewirkt ein ganz außerordentliches axiales Auflösungsvermögen bis in den Submillimeterbereich und erlaubt eine erhebliche Vergrößerung des Darstellungsmaßstabs mit eindrucksvoller Detailbeurteilbar-

Durchführung der Untersuchung 55

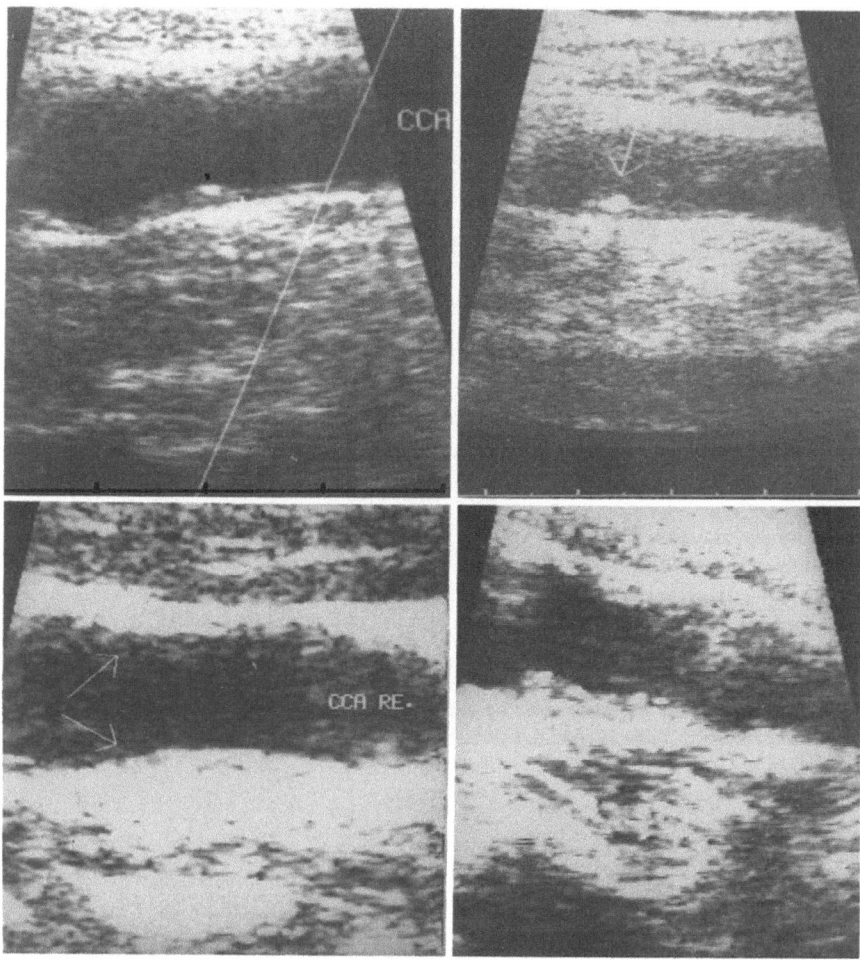

Abb. 4.3. Von der echoarmen Intimaverdickung bis zur ausgedehnten, gemischten, vorwiegend echoreichen Plaque

keit. Daher können vor allem ganz flache, kleine Wandauflagerungen zuverlässig erkannt (Abb. 4.3) und sonographische Wandstrukturen („echoarme Innenschicht") [21] und Plaquemorphologien („hart", „weich", Einblutung, Exkavation u. a.) beurteilt werden (Abb. 4.2).

Da die Doppler-Analyse mit Winkelkorrektur durchgeführt werden kann, können Strömungsgeschwindigkeiten und durch Querschnittsvermessungen Stromzeitvolumina – selbst in relativ kleinen Gefäßen mit niedrigen Strömungsgeschwindigkeiten – mit ausreichender Genauigkeit bestimmt werden. In den Tabellen 4.4 und 4.9 sind wichtige Gefäßdiameter aufgeführt.

Tabelle 4.4. Diameter wichtiger Gefäße[a]

	[mm]
A. carotis communis	8 ± 1
Aufweitung im Bifurkationsbereich	8 – 12
A. carotis interna	4 ± 1
A. carotis externa	3 ± 1
Echoarme Innenschicht der A. carotis communis	≤ 0,3 (im Alter deutlich breiter)
A. vertebralis (Hypoplasie < 3 mm)	4 ± 0,7
Aorta abdominalis proximal	18 – 20 (< 25)
distal	um 15 (< 20)
A. mesenterica superior	4 ± 1
V. cava inferior	bis 20
V. lienalis	< 10
V. portae	< 15
Vv. hepaticae	< 5
A. femoralis communis	8 ± 1
A. poplitea	6 ± 1
V. femoralis communis	bis 12,5
V. poplitea	bis 11
V. saphena magna proximal	4 ± 1

[a] Diese Angaben sind Anhaltswerte. Sie wurden nicht nach Alter, Geschlecht und Körperlänge standardisiert (eine Abhängigkeit z.B. von der Körperlänge scheint zu bestehen).

4.1.4 Indikationen

Allgemein: Die Duplexsonographie bedarf erheblicher Erfahrung, kann sehr zeitaufwendig sein und ist bei anatomischen Problemsituationen manchmal unzuverlässig.

Üblicherweise wird sie ergänzend nach der konventionellen Doppler-Sonographie gezielt eingesetzt zum Nachweis:

– geringgradiger Stenosen oder ganz umschriebener stenosierender Plaques, thrombotischer Wandauflagerungen oder von Wandinfiltrationen („weiche Plaque"),
– exulzerierter Stenosen („maligne Stenosen"),
– verkalkter Plaques („harte Plaque"),
– aneurysmatischer Erweiterungen,
– dilatierender Angiopathien,
– von Hypoplasien,
– anatomischer Variationen und Normabweichungen.

Weiterführende Untersuchungen:

- Bestimmung von Stromzeitvolumina (mittlere Strömungsgeschwindigkeit · Gefäßquerschnitt),
- Abschätzung des Alters eines Thrombus,
- Analysen an kleinsten, oberflächennahen (10 MHz) und intraabdominellen (3,5 MHz) Gefäßen.

Diese Indikationen gelten neben den hirnversorgenden Arterien für alle beschallbaren Arterien und Venen.

4.1.5 Artefakte, Fehlerquellen und Probleme bei der Duplexsonographie und der Sonographie von Gefäßen

Sonographie allgemein

Das Sonographiegerät „schaut" immer in Richtung der gesendeten Schallachse und stellt alle aus dieser Richtung empfangenen Impulse auf dieser Achse dar. Theoretisch sollte der Schallstrahl (M-Mode) oder die Schallfläche (B-Mode) außer in Schallrichtung keine räumliche Ausdehnung haben, um eine optimale Detailauflösung und störungsfreie Darstellung zu erreichen. Dies ist in praxi aber nicht zu verwirklichen.

Sehr kleine „Reflektoren" werden – etwa strichförmig – vergrößert dargestellt („speckle"). Schräge und gebogene Reflektoren werden verkleinert dargestellt, da nur ein Teil der ausgesandten Energie zur Sonde reflektiert wird.

Grundsätzliche *Limitationen der Sonographie* ergeben sich, wenn extrem hohe Impedanzsprünge (Impedanz = „Wellenwiderstand" des Gewebes) im Gewebe auftreten besonders an Knochen oder Luft, durch erhebliche Adipositas, durch fehlende Mitarbeit des Patienten (z. B. Bewußtlosigkeit oder starker Berührungsschmerz), durch ausgedehnte Narben und störende Fremdkörper (Verbände, Drainagen etc.). Haben zwei benachbarte Gewebeanteile gleiche Impedanz, können sie sonographisch nicht unterschieden werden.

Gepulste Doppler-Sonographie

Auch der durch eine „Torschaltung" (s. 4.1.1) in Tiefe und Ausdehnung bestimmbare *Untersuchungsbereich* („*sample volume*") *der gepulsten Doppler-Analyse* ist keineswegs scharf und exakt festgelegt, sondern zeigt einen zwiebelschalenartigen Aufbau von Zonen nach außen abnehmender Schallintensitäten, wobei sich der Untersuchungsbereich bei tieferer Lage zunehmend nach lateral ausdehnt (Abb. 4.4). Auch kann eine automatische Verstärkung des

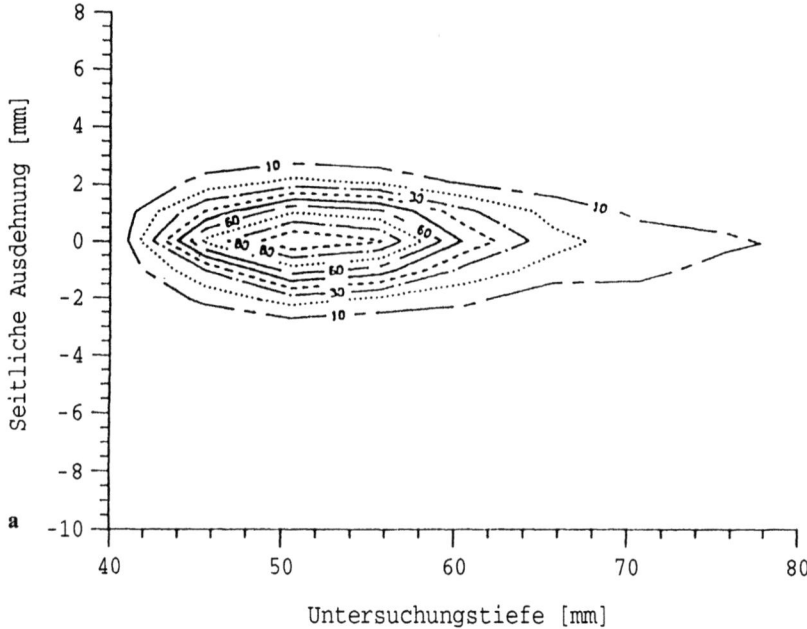
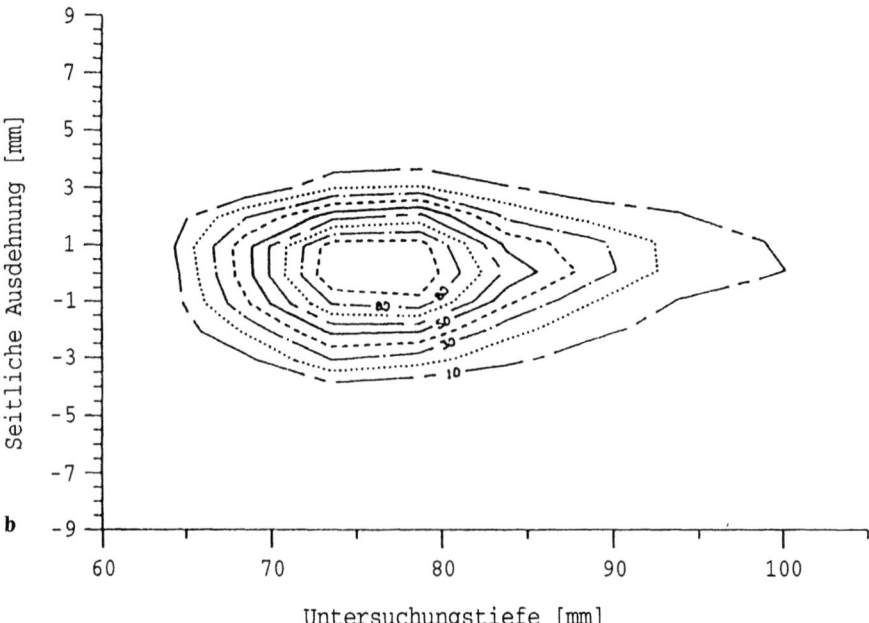

Abb. 4.4. Linien gleicher Anzeigeempfindlichkeit im einstellbaren Untersuchungsbereich („sample volume") in Abnahmestufen von 10% gegenüber dem Maximalwert bei einer eingestellten Untersuchungstiefe von 50 mm (**a**) und von 75 mm (**b**). (Nach Arnolds et al. [2])

Artefakte, Fehlerquellen und Probleme bei der Duplexsonographie 59

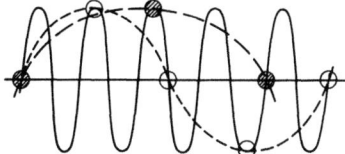

Abb. 4.5. Vom gepulsten US mit sehr kurzem Sendeimpuls wird jeweils nur ein wechselnder Schwingungsanteil der Doppler-Welle getroffen und dadurch eine wesentlich geringere Frequenz dargestellt; ——— tatsächliche hochfrequente Doppler-Frequenzverschiebung, – – – wiedergegebene Doppler-Frequenzverschiebung bei gepulster Doppler-Sonographie mit niedriger Repetitionsfrequenz

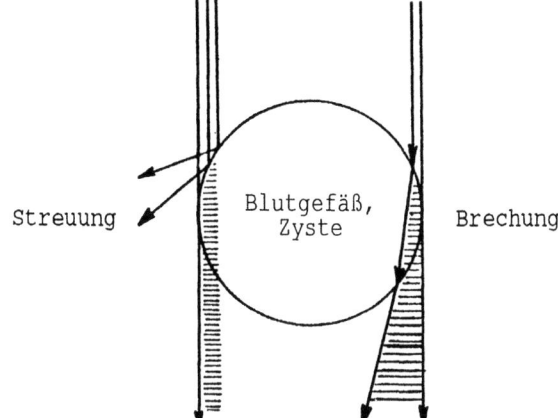

Abb. 4.6. Schematische Darstellung der Entstehung von Schallschattenzonen bzw. Randschatten. (Nach Kremer u. Dobrinski [16])

empfangenen Doppler-Signals, wenn dieses sehr schwach ist („gain-Anhebung"), zu Doppler-Signalen aus dem Randbereich dieses zwiebelschalenartigen Untersuchungsbereichs führen, also ggf. zur irrtümlichen Doppler-Analyse aus einem nahe benachbarten Gefäß.

Andererseits kann durch erhebliche Weitstellung des Untersuchungsbereichs („sample volume") für rasche, orientierende Analysen oder bei schlecht abgrenzbaren Gefäßen bewußt auf einen „Pseudocontinuous-wave-Betrieb" übergegangen werden.

Aliasing (vom lateinischen „alias") ist eine für die *gepulste Doppler-Sonographie* spezifische Fehlerquelle, wobei die Impulsverarbeitung durch Nulldurchgangsdetektoren („zero crossing") wesentlich zu sein scheint: Es tritt auf, wenn die Ultraschallimpulswiederholungsfrequenz kleiner als die doppelte Doppler-Frequenzverschiebung ist, bzw. wenn die Blutströmungsgeschwindigkeit so hoch ist, daß die Doppler-Frequenzverschiebung die halbe US-Impulswiederholungsfrequenz übersteigt – z. B. wenn die Doppler-Frequenzverschiebung 1000 Hz beträgt und die Impulsrepetitionsfrequenz unter 2000 Hz liegt (eine Doppler-Frequenzverschiebung von 1000 Hz entspricht bei einem Beschallungswinkel von 45° einer Strömungsgeschwindigkeit von ca. 25 cm/s). Aliasing (alias = anders; Umkehrung der Darstellung) führt ggf. dazu, daß hohe positive Geschwindigkeiten spektral negativ und hohe negative Geschwindigkeiten spektral positiv dargestellt werden (Abb. 4.5 und 4.17) bzw. bei der Farbkodierung in der Gegenfarbe (z. B. blau statt rot; Abb. 5.1). Um diesen Effekt zu vermeiden, darf aber die US-Impulsrepetitionsfrequenz nicht beliebig gesteigert werden, da sonst Überlagerungsartefakte mit Echos des Vorimpulses auftreten würden. Probleme ergeben sich speziell bei hohen Strömungsgeschwindigkeiten, also großer Doppler-Frequenzverschiebung, in tiefliegenden Gefäßen oder im Herzen, also bei begrenzter US-Impulsrepetitionsfrequenz. Bei der CW-Doppler-Sonographie kann es kein Aliasing geben (Impulsrepetitionsfrequenz = ∞).

Sonographie von Gefäßen und Duplexsonographie

Bei der Sonographie von Gefäßen gibt es auch „*hilfreiche*" Artefakte. So erleichtert der *Schallschatten* sondenfern von echodichten Strukturen das Auffinden von – auch sehr kleinen – echoreichen („verkalkten") Plaques (Abb. 4.10 und 4.15), und die *dorsale Schallverstärkung* kann Orientierungs- und Abgrenzungshilfe sein (Abb. 4.7, 4.8 und 4.9). Bei der Duplexsonographie der Gefäße gibt es folgende wichtige Artefakte:

- *Randschatten* (durch Brechung und Beugung; am Querschnitt) (Abb. 4.6, 4.7, 4.8 und 4.12),
- *dorsale Schallverstärkung* (durch automatischen Tiefenausgleich; auffällig am Querschnitt) (Abb. 4.6, 4.8 und 4.9),
- *sondennahes Rauschen* (auffälliger am Längsschnitt) (Abb. 4.10 und 4.12),
- *Schichtdickenphänomen* (Konturunschärfe zum Lumen sondennah und -fern) (Abb. 4.11 und 4.12),
- *Wiederholungsechos* (zwischen 2 echoreichen, parallelen Schichten) (Abb. 4.13 und 4.14),
- *Schallauslöschung* (hinter verkalkten Plaques) (Abb. 4.10, 4.14 und 4.16),
- *Aliasing* (besonders bei tiefliegenden Gefäßen mit hoher Strömungsgeschwindigkeit) (Abb. 4.5, 4.17 und 5.1).

Weiterführende Darstellungen, u. a. Artefakte infolge akustischer Linsen (z. B. am M. rectus abdominis), der Nebenkeulenartefakt (mit Artefaktlinien ausgehend von größeren rundlichen Reflektoren) oder akustische Spiegelbilder sind in Lehrbüchern der Sonographie (z. B. [16]) zu finden.

Artefakte, Fehlerquellen und Probleme bei der Duplexsonographie

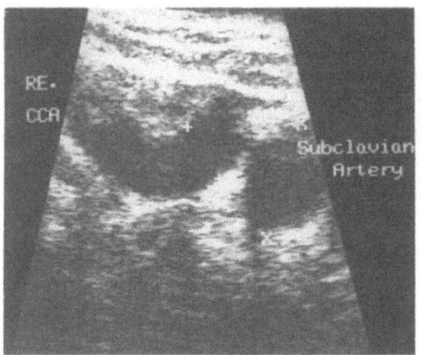
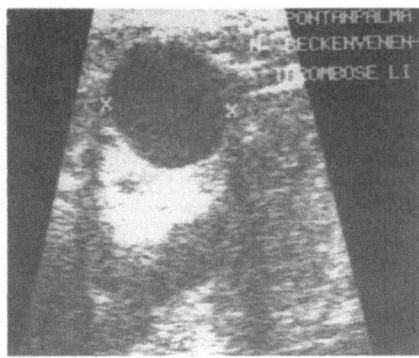
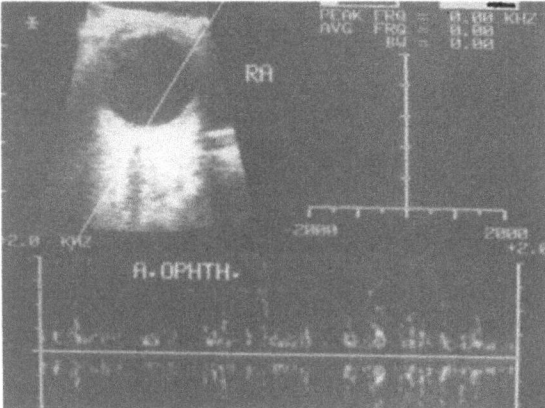

Abb. 4.7. M. G., w, 74 J.: Dilatierende Arteriopathie an der proximalen A. carotis communis rechts mit Schlingenbildung. Querschnitt A. subclavia (dilatiert); Randschattenphänomen an der A. subclavia, geringe dorsale Schallverstärkung und Schichtdickenphänomen

Abb. 4.8. L. I., w, 54 J.: Z. n. Beckenvenenthrombose links; großkalibrige Kollateralvarizen suprapubisch („Sportan-Palma"). Deutliches Randschattenphänomen, ausgeprägte dorsale Schallverstärkung, geringes Schichtdickenphänomen

Abb. 4.9. E. M., w, 73 J.: Bulbus des rechten Auges (u. a. Ausschluß eines intraokulären Tumors wegen Visusverlusts). Ausgeprägte dorsale Schallverstärkung: durch automatischen Tiefenausgleich kommt es sondernfern einer echoarmen Struktur ohne Dämpfungsverlust zu einer vermehrten Schallverstärkung gegenüber der Umgebung (Time-gain-compensation)

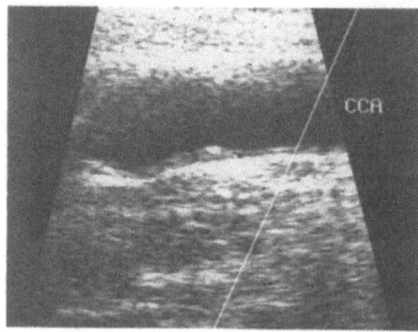

Abb. 4.10. W. U., w, 64 J.: A. carotis communis mit verbreiterter echoarmer Innenschicht und flachen, gemischten Plaques mit kleinen echoreichen Anteilen. Sondennahes Rauschen, besonders bei hoher Verstärkung des Empfangssignals („gain"), angedeutete Schallschatten

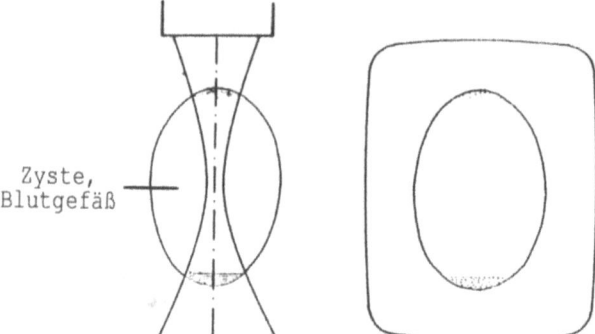

Abb. 4.11. Schematische Darstellung der Entstehung des Schichtdickenartefakts. Die feinen Echos am Übergang zur Zyste entstehen dadurch, daß infolge der räumlichen Ausdehnung des Schallstrahls gleichzeitig Information von solidem Gewebe (Zysten-, Gefäßwand) und von Flüssigkeit (Zysten-, Gefäßinhalt) übermittelt wird. (Nach Kremer u. Dobrinski [16])

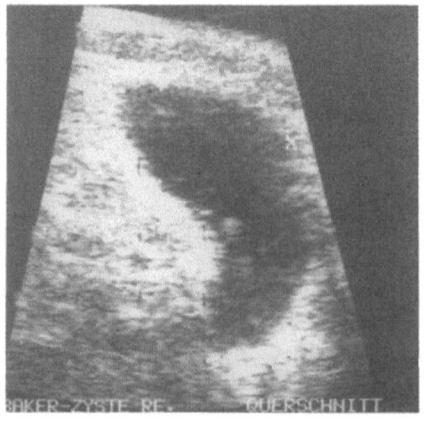

Abb. 4.12. Z. M., w, 62 J.: Baker-Zyste in der rechten Kniekehle. Schichtdickenphänomen, Randschatten, sondennahes Rauschen (hohes „gain")

Artefakte, Fehlerquellen und Probleme bei der Duplexsonographie 63

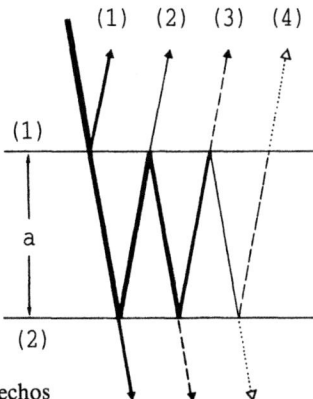

Abb. 4.13. Schematische Darstellung von Wiederholungsechos

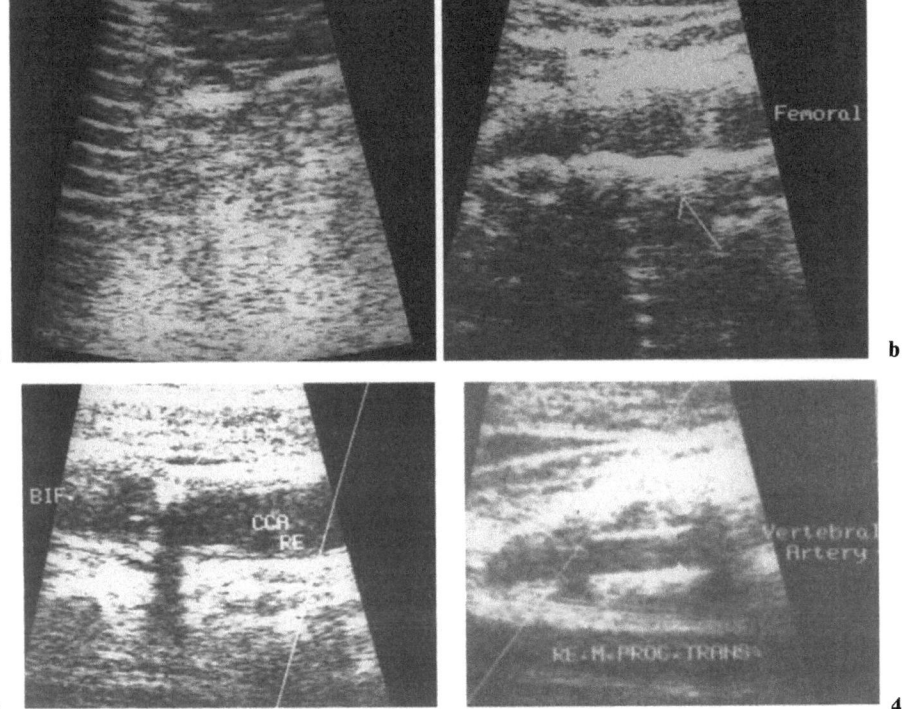

Abb. 4.14a, b. F. W., m, 58 J.: a Wiederholungsechos (Reverberationen); hier zwischen Gummimembran der Vorlaufstrecke und parallelen, ganz sondennahen Gewebestrukturen. b Wiederholungsechos zwischen etwa parallelen arteriosklerotischen Plaques der A. femoralis

Abb. 4.15. W. K., m, 80 J.: Rechte A. carotis communis mit arteriosklerotischen Veränderungen. Kleinere, kegelförmige, echoreiche Plaque an der sondennahen Gefäßwand mit charakteristischer Schallauslöschung (Schallschatten)

Abb. 4.16. B. P., m, 12 J.: Schwindelattacken. A. vertebralis zwischen 5. und 6. Halswirbelkörper; Schallauslöschung durch die knöchernen Processus transversi

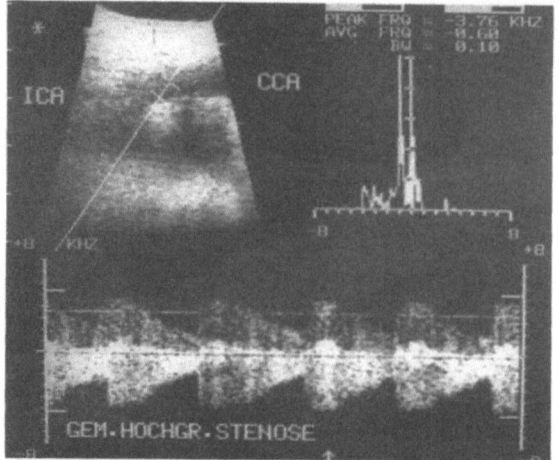
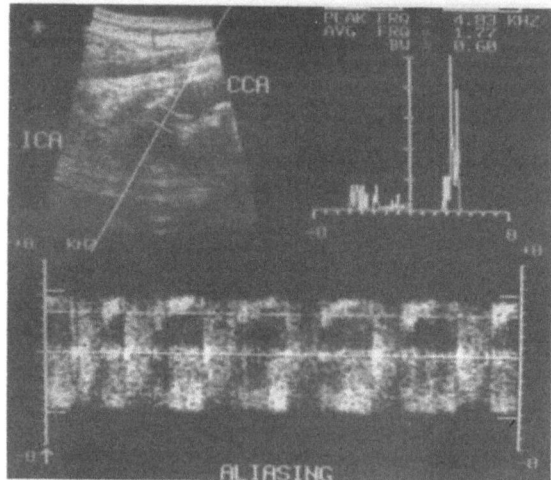

Abb. 4.17. a S. R., m, 82 J.: Höhergradige, zum Teil echoarme Stenose am Abgang der A. carotis interna. Frequenzspektrum nach unten aufgezeichnet, deutlich verbreitert. Durch Aliasing abgeschnittene Spitzenfrequenzen; diese z. T. oberhalb der Nullinie dargestellt (↑). b B. E., m, 63 J.: Höhergradige Carotis-interna-Abgangsstenose aus gemischtem, vorwiegend echoarmem Material; typisches Aliasing

4.2 Untersuchung des arteriellen Systems

Ein ganz wesentlicher Aspekt der Duplexsonographie ist dadurch gegeben, daß auch gering- und geringstgradige Gefäßwandveränderungen zuverlässig erkannt werden können, die evtl. noch keinerlei hämodynamische Auswirkungen zeigen und damit der CW-Doppler-Sonographie nicht zugänglich sind (Abb. 4.3). Andererseits können derartige Veränderungen durchaus Ursache kleiner arterioarterieller Embolien sein [22]. Es muß heute ein anerkanntes Ziel der Gefäßdiagnostik sein, die Arteriosklerose in ihren frühen Stadien zu erfassen, um eine erfolgversprechende und meist risikolose Prävention einleiten zu können. Häufig ist es auch für den Patienten sehr beeindruckend, derar-

Untersuchung der peripheren Arterien 65

tige noch asymptomatische arteriosklerotische Veränderungen zu sehen, und dies kann die Motivation zu einer gesundheitsbewußten Lebensführung – z. B. Einstellen des Rauchens – nachhaltig fördern.

4.2.1 Untersuchung der peripheren Arterien

Indikationen
- Dilatierende Arteriopathie und Aneurysmen (Abb. 4.18),
- zystische Gefäßwanddegenerationen [22, 23],
- Abgrenzung eines Parietalthrombus von einer arteriosklerotischen Plaque (mit entsprechenden therapeutischen Implikationen) (vgl. Abb. 4.18, 4.19 und 4.20),
- ausgeprägte endangiopathische Veränderungen, die noch nicht hämodynamisch bedeutsam sind, aber die Gefahr thrombotischer und thromboembolischer Komplikationen beinhalten (Abb. 4.18 und 4.20),
- Beurteilung der Femoralisgabel, u. a. hochgradige Stenose oder Verschluß der A. profunda femoris (Abb. 4.19 und 4.27),
- exakte Lokalisierung von Gefäßprozessen im Bereich des Oberschenkels und Oberarms (Abb. 4.19 und 4.27),
- Differentialdiagnose der verschiedenen Formen der AVK, z. B. generalisiert oder umschrieben (Abb. 4.18, 4.19, 4.20, 4.21 und 4.27),
- Kontrollen nach gefäßchirurgischen Eingriffen, z. B. der Anastomosenverhältnisse (Abb. 4.22 und 4.27),

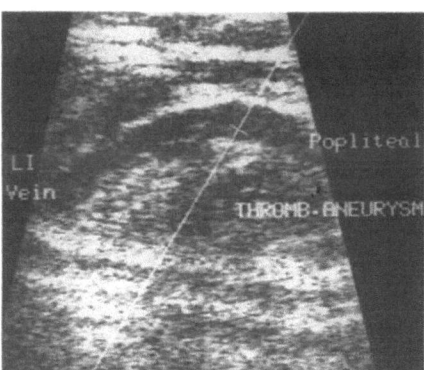 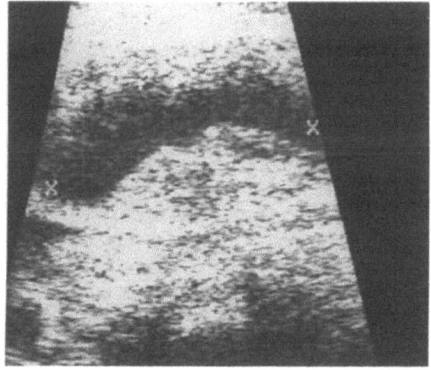

a b

Abb. 4.18a, b. L. H., m, 63 J.: **a** Großes Aneurysma der A. poplitea mit großem ventralem Thrombus und pseudonormalem Restlumen (rezidivierende Embolien, Claudicatio intermittens); eine operative Therapie wurde abgelehnt, Antikoagulation. **b** 2 Jahre später: thrombotischer Verschluß des Aneurysmas (Ruheschmerz); nach dorsal abgedrängte, aber nicht komprimierte V. poplitea

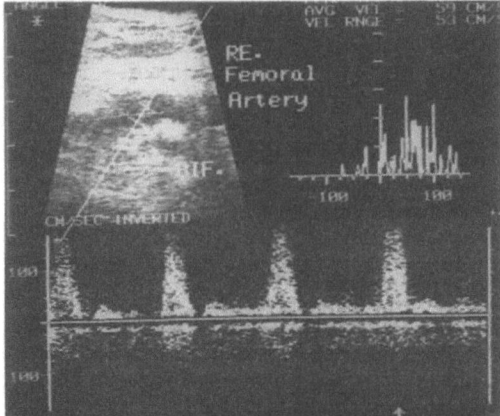

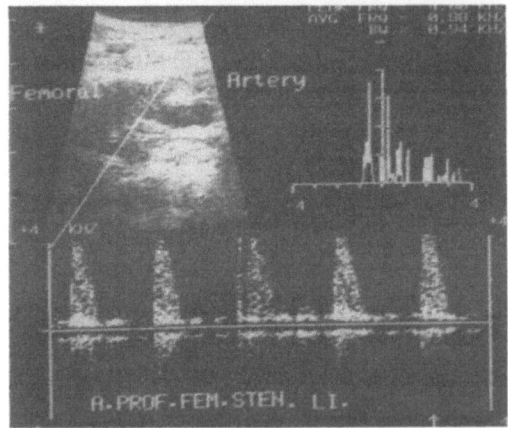

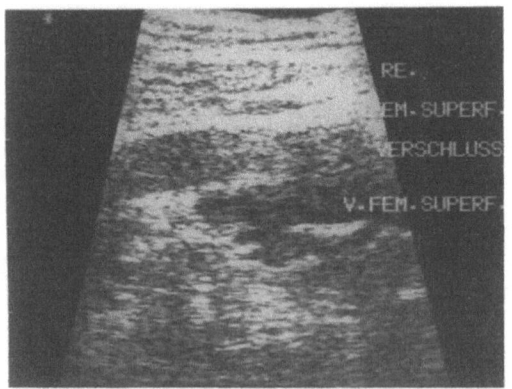

Abb. 4.19 a–c. Periphere arterielle Verschlußkrankheit. a D. A., m, 42 J.: 50–60%ige Stenose der A. femoralis communis unmittelbar proximal der Bifurkation. b S. W., m, 63 J.: Etwa 50%ige Abgangsstenose der A. profunda femoris. c S. E., m, 58 J.: Verschluß der A. femoralis superficialis ab Abgang aus mäßig echogenem Material (nach unten abgehend A. profunda femoris)

Untersuchung der peripheren Arterien

Abb. 4.20. Z. M., w, 67 J.: Diabetes mellitus. A. femoralis communis rechts mit Bifurkation; massive endangiopathische Veränderungen in A. femoralis communis (USD-Befund: kein Anhalt für höhergradiges vorgeschaltetes Strombahnhindernis). (Aus zwei Aufnahmen zusammengesetzt)

Abb. 4.21. W. H., w, 75 J.: Proximale Anastomose eines femorokruralen Bypass links. Bypassabgang glatt konturiert mit regelrechtem HTG; sehr weite A. femoralis communis mit deutlichen endangiopathischen Veränderungen

Abb. 4.22 a, b. B. W., m, 44 J.: **a** Schultergürtelengpaß beidseits; vor 8 Jahren karotidoaxillärer Bypass rechts, vor 1 Jahr karotidoaxillärer Bypass links (bei Angiographie linkshirnige TIA). **b** Duplexsonographie: Bypass links gut darstellbar; offen mit guter Funktion

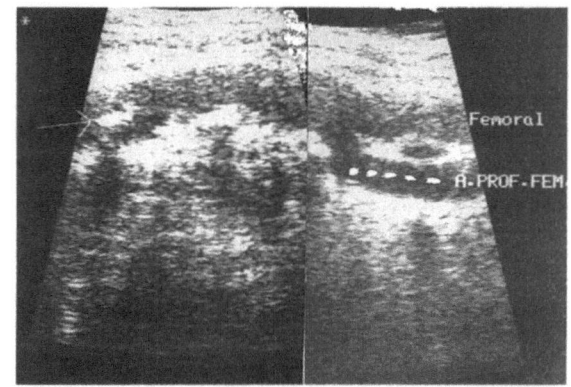

4.20

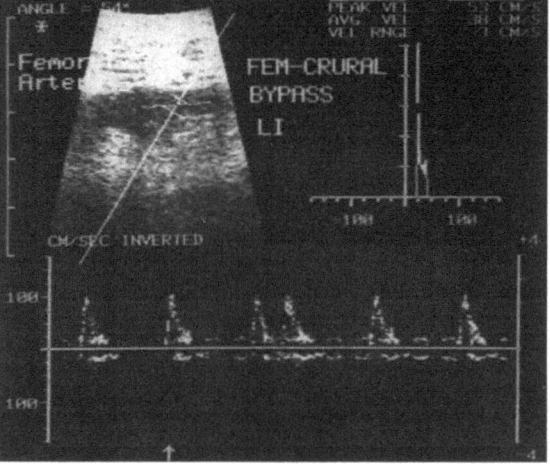

4.21

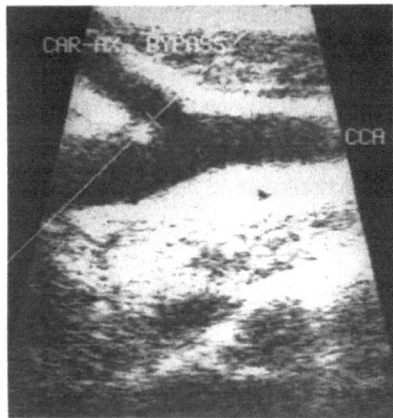

4.22 a

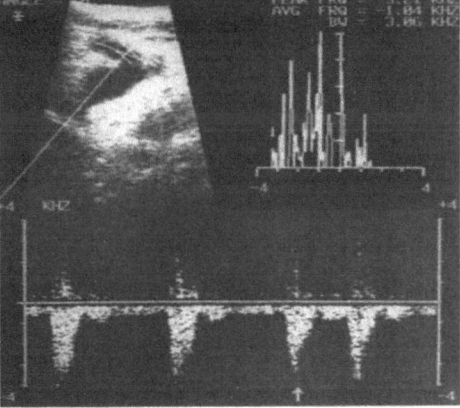

b

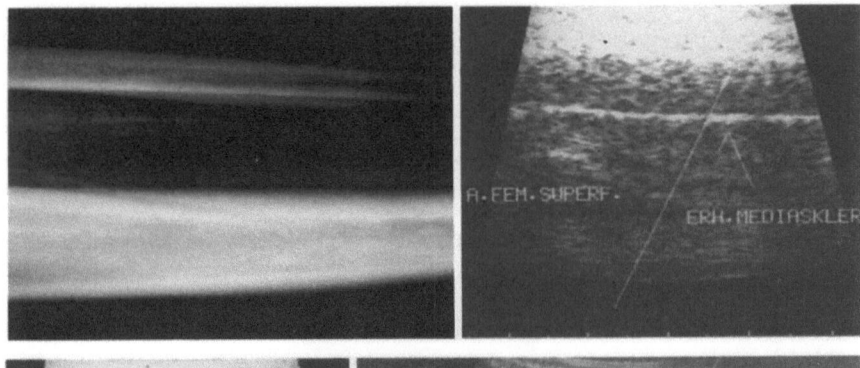
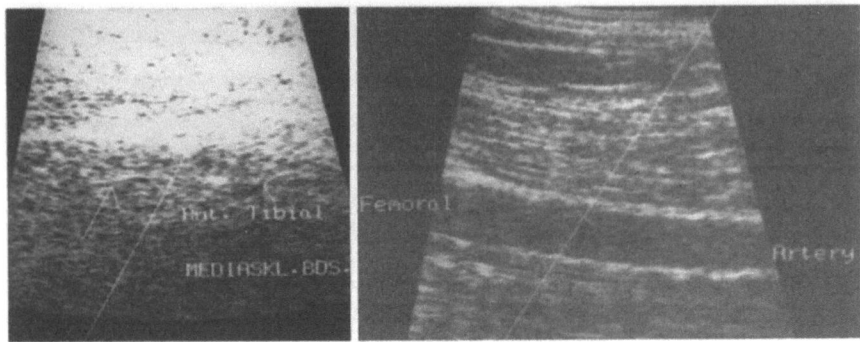

Abb. 4.23. a S.K., m, 56 J.: Hochdruck, Claudicatio intermittens nach 500 m; Mediasklerose. **b** E.J., m, 59 J.: Insulinpflichtiger Diabetes mellitus; deutliche Mediasklerose

- traumatische Gefäßschäden (Abb. 4.27),
- Entrapment-Syndrome,
- ausgeprägte Mediasklerose (Abb. 4.23),
- arteriovenöse Fisteln, z. B. auch Überprüfung von Ciminofisteln,
- Erkrankungen im Bereich des Aortenbogens, der Bauchaorta und Aortengabel (Abb. 4.77, 4.78 und 6.1),
- vorbereitende Indikationsstellung für Katheterrekanalisationen [38] (keine *diagnostische* Angiographie),
- quantitative strömungsfunktionelle Untersuchungen: Stromzeitvolumina in bestimmten Gefäßabschnitten, in Kollateralbahnen, in arteriovenösen Kurzschlußverbindungen,
- wissenschaftliche Fragestellungen: Atherogenese, Frühstadien der Arteriosklerose, epidemiologische Untersuchungen.

Demnach ist die Indikation zur Duplexsonographie als nächstes Verfahren nach der Doppler-Sonographie sehr weit zu stellen. Darüber hinaus gelingt in überlegener Weise die Erkennung und Beurteilung dilatierender Gefäßerkrankungen, und bei entsprechender Fragestellung können auch quantitative strö-

mungsfunktionelle Untersuchungen durchgeführt werden (regionale Stromzeitvolumina in bestimmten Gefäßabschnitten, in Kollateralkreisläufen, in arteriovenösen Kurzschlüssen u. a.; s. auch Abb. 4.21, 4.22 und 6.4).
Einige Punkte der spezifischen Indikationen und Fragestellungen für die Duplexsonographie (s. oben) sollen hervorgehoben werden:

– *Speziell bei Patienten mit Diabetes mellitus* finden wir häufig Makroangiopathieformen mit der relativ diabetesspezifischen peripheren Ausprägung im Unterschenkelbereich [22]. Die CW-Doppler-Sonographie der A. femoralis communis zeigt hier einen völlig normalen Befund („kein Anhalt für hämodynamisch bedeutsames vorgeschaltetes Strombahnhindernis"), die Duplexsonographie hingegen zeigt massive endangiopathische Veränderungen mit gebirgeförmigen, echoreichen Plaquebildungen in der A. iliaca externa, A. femoralis communis und in der Femoralisbifurkation (Abb. 4.20 und 5.8). Die Doppler-Frequenzanalyse ergibt eine Spektrumverbreiterung und etwas überhöhte systolische und frühdiastolische (Dip) Maximalfrequenzen bei aber insgesamt noch erhaltener typischer Kurvenform (vgl. Abb. 3.14 und 3.16). Es ist davon auszugehen, daß derartig ausgeprägte endangiopathische Veränderungen Ausgangspunkt kleiner, rezidivierender arterioarterieller Embolien sein können und damit Indikation für eine Therapie mit Thrombozytenaggregationshemmern [22] sind. Die Kenntnis dieses Befunds ist demnach von außerordentlicher praktischer Bedeutung, auch in Hinblick auf sekundär prophylaktische Maßnahmen und die Prognosebeurteilung, z. B. bezüglich des Vorliegens einer höhergradigen Abgangsstenose der A. profunda femoris (Abb. 4.19).

– *Die Beurteilung der A. profunda femoris* ist ein wichtiges Anliegen der Duplexsonographie und eine entscheidende Ergänzung zur CW-Doppler-Sonographie, der diese Arterie nicht gezielt zugänglich ist. Untersuchungstechnisch muß bedacht werden, daß die A. profunda femoris einen sehr unterschiedlichen Abgangswinkel zeigen kann, von etwa recht- bis sehr spitzwinklig. Bei spitzwinkligem Abgang mit proximal A.-femoralis-nahem Verlauf besteht im B-Bild immer die Verwechslungsmöglichkeit mit der V. femoralis (Abb. 4.19, 4.24 und 4.25).
Bedeutsame Stenosen der A. profunda femoris liegen in 3/4 der Fälle im Abgangsbereich und bei rund 40% der Femoralisverschlüsse liegen zusätzlich relevante Stenosen der A. profunda femoris vor. Bei Verschluß der A. femoralis superficialis wird das Doppler-Kurvenbild der A. profunda femoris monophasisch mit deutlicher Zunahme der durchschnittlichen Strömungsgeschwindigkeit, etwa um den Faktor 3 (die normale maximale gemittelte Flußgeschwindigkeit beträgt etwa 10 cm/s; vgl. Abb. 4.19 und 4.25); daneben kommt es zu einer Verdoppelung der maximalen systolischen Flußgeschwindigkeit (normal etwa 60±15 cm/s) und einer Frequenzspektrumverbreiterung. Kommt zusätzlich

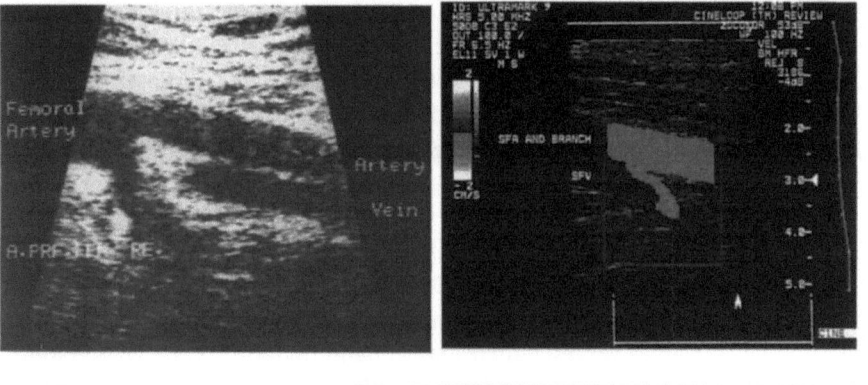

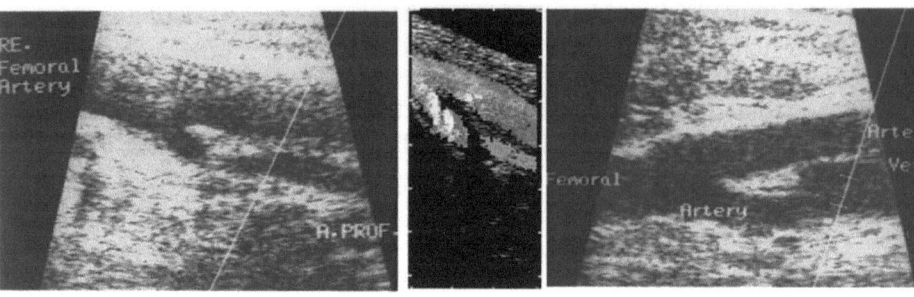

Abb. 4.24a, b. V. I., w, 47 J.: **a** Femoralisbifurkation mit Normalbefund (7,5 MHz); **b** Farbkodierung

Abb. 4.25. a E. B., w, 83 J.: Seit 10 Jahren Diabetes mellitus, seit 3 Jahren Claudicatio intermittens; mäßige endangiopathische Veränderungen mit geringer Stenosierung der A. profunda femoris. **b** Spitzwinkliger Abgang derselben A. profunda femoris mit Farbkodierung dargestellt (Strömungsbeschleunigung im Abgangsbereich – geringe Stenose). **c** H. J., m, 39 J.: Spitzwinkliger Abgang der A. profunda femoris mit langstreckig nahem Verlauf zur A. femoralis superficialis (dazwischen V. femoralis superficialis)

noch eine Profundaabgangsstenose hinzu, nehmen die maximalen gemittelten Flußgeschwindigkeiten um den Faktor 10 zu.

Da eine Profundabgangsstenose ggf. mit einer Profundaplastik oder eine perkutane transluminale Angioplastie (PTA) mit geringem Risiko korrigiert werden kann, hat diese duplexsonographische Untersuchung erhebliche praktische Bedeutung. Der Beurteilungsparameter mit der höchsten Sensitivität und Spezifität scheint die mittlere Strömungsgeschwindigkeit zu sein [40].

Die A. femoralis ist fast immer im gesamten Verlauf gut darstellbar und beurteilbar. Der langstreckige Verschluß ab Abgang kann mit der Duplexsonographie sehr gut erkannt werden (Abb. 4.19 und 4.21). In diesen Fällen ist eine Katheterrekanalisation nicht möglich und eine gefäßchirurgische Intervention würde immer einen langstreckigen Bypass bedeuten. Eine Angiographie ist nur dann indiziert, wenn ein langstreckiger Bypass in Erwägung gezogen wird

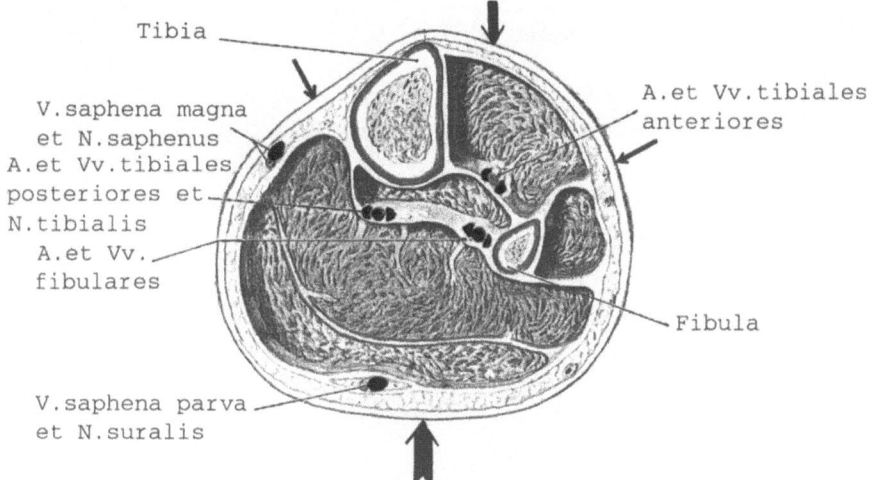

Abb. 4.26. Querschnitt durch das obere Drittel des linken Unterschenkels; distale Schnittfläche

(Abb. 4.21). Daneben lassen sich flache Plaques, höhergradige Stenosen – z. B. im Adduktorenkanal – und schollige echoreiche Wandeinlagerungen im Rahmen der *Mediasklerose* zuverlässig nachweisen (Abb. 4.23).

– *Entsprechendes gilt für die A. poplitea*. Hier muß zusätzlich bedacht werden, daß ein Verschluß üblicherweise nur ungenügend kollateral kompensiert werden kann, daß sich hinter akralen Embolien oder einem Popliteaverschluß nicht selten ein Popliteaaneurysma verbirgt (Abb. 4.18), das ebenso wie die zystische Gefäßwanddegeneration [22, 23], die Gefäßkompression durch eine Baker-Zyste (Abb. 4.57) oder ein Einklemmungssyndrom (Entrapment-Syndrom durch anatomische Normvarianten [22, 23]) der duplexsonographischen Analyse in besonderer Weise zugänglich ist.

– Die direktionale Doppler-Sonographie ermöglicht zusammen mit der gefäßindividuellen Doppler-Druckmessung eine detaillierte Beurteilung der Unterschenkelarterien [25, 27]. Die Duplexsonographie jedoch ermöglicht die Darstellung aller drei Unterschenkelarterien (Abb. 4.26 und 5.10) und den Nachweis hochgradiger proximaler Stenosen, von Verschlüssen (Abb. 4.27) und einer entsprechend ausgeprägten Mediasklerose (Abb. 4.23 u. v. a.). Leitgebilde zum Auffinden sind die *Membrana interossea* (unmittelbar ventral davon liegt die von vorne meist gut darstellbare A. tibialis anterior), die *Fibula* (unmittelbar medial davon liegt die A. fibularis) und die *Tibia* (dorsal davon befindet sich die A. tibialis posterior) (Abb. 4.26). Selbstverständlich muß die normalerweise im Herzrhythmus pulsierende Arterie streng von den zwei jeweils begleitenden, üblicherweise komprimierbaren Venen abgegrenzt werden (Abb. 4.26).

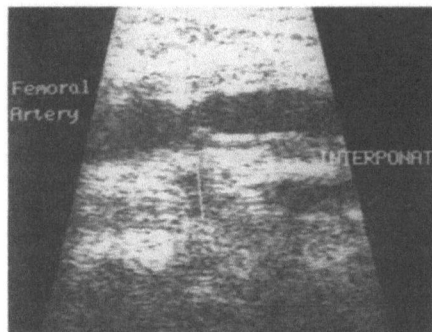
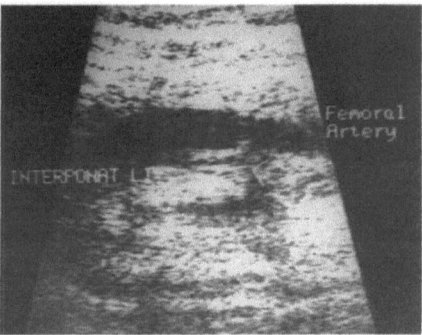
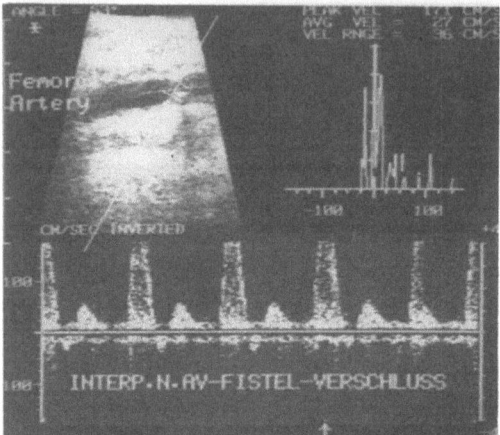

Abb. 4.27a–c. C.G., w, 25 J.: 1 Tag nach Entbindung Schmerzen im linken Bein, nach 1 Woche Thrombektomie mit arteriovenöser Fistel, Kumarintherapie. Vor 1 Woche Unterbindung der Fistel mit Verletzung der A. femoralis superficialis; Interponat; ausgeprägtes PTS. Duplex-Sonographie: V. femoralis communis mit Magnamündung verschlossen. Stenosen an den Anastomosen des Interponats

– *Die Arterien der oberen Extremität* lassen sich in gleicher Weise untersuchen (Abb. 4.22). Hier stellt sich häufiger die Frage nach einem Subklaviastrombahnhindernis. Bei der Routinediagnostik bewährt es sich, die A. subclavia in ihrem gut beschallbaren infraklavikulären Verlauf darzustellen. Stenosen im Bereich der kostoklavikulären Enge darzustellen, gelingt meist nicht unmittelbar; mitunter kann aber eine poststenotische Dilatation mit ausgeprägten Turbulenzen zusammen mit den poststenotischen Veränderungen der Doppler-Kurve dokumentiert werden (vgl. Abb. 3.6 und 3.16).

Mit besonders hochauflösenden Sonden (10 MHz), vor allem zusammen mit Farbkodierung, gelingt selbst die sonographische Visualisierung von Digitalarterien (Abb. 6.2).

– *Entsprechend können auch die Penisarterien* untersucht werden, wobei physiologischerweise Doppler-Kurven vom Hochwiderstandstyp abzuleiten sind [27].

Tabelle 4.5. Diagnostik der peripheren AVK[a]

Verfahren	Sensitivität	Spezifität
USD-Druckmessung (hämodynamisch bedeutsam)	86%	98%
USD direktional (hämodynamisch bedeutsam)	89%	97%
Duplexsonographie	95%	97%

[a] Alle Zahlenangaben entsprechen, wenn nicht anders angegeben, Sammelstatistiken aus den eigenen Untersuchungen und vergleichbaren Angaben in der Literatur.

Die diagnostischen Möglichkeiten der Duplexsonographie bei peripheren Arteriopathien sind so hochwertig, daß erfahrene Arbeitsgruppen die vorbereitende Indikationsstellung für Katheterverfahren zur Gefäßbahnwiederherstellung heute in vielen Fällen ausschließlich damit durchführen ([38], s. auch Tabelle 4.5) und so eine diagnostische Angiographie einsparen.

4.2.2 Untersuchung der hirnversorgenden Arterien

Bezüglich der hochauflösenden sonographischen Darstellung gilt im wesentlichen das bei den peripheren Arterien Gesagte, wobei die CW-Doppler-Sonographie im Nachweis hochgradiger Stenosen die überlegene Methode ist (s. 3.2.2). Besondere Bedeutung bei den hirnversorgenden Arterien hat der *Nachweis relativ geringgradiger, hämodynamisch nicht wirksamer Stenosen* mit sehr unregelmäßiger Oberfläche oder Exkavationen („Ulzerationen") (Abb. 4.2 und 4.3), da diese ein hohes thrombogenes Risiko beinhalten können („maligne Stenose") mit der Gefahr rezidivierender Embolien, evtl. mit der Symptomatik transitorischer ischämischer Attacken (TIA) oder zunächst asymptomatischer, häufig rezidivierender kleiner Infarzierungen (bis zur Multiinfarktdemenz). Auch hier ist zu prüfen, ob Thrombozytenaggregationshemmer eingesetzt werden müssen [22]. *Dilatierende Arteriopathien,* umschrieben (*Aneurysmen*) oder generalisiert (Abb. 4.28 und 4.29) und *Gefäßhypoplasien* (Abb. 4.43) lassen sich mit der Duplexsonographie sehr gut beurteilen. Bei *Gefäßverschlüssen,* z.B. der A. carotis communis, kann die mitunter große Gefahr der Verwechslung mit benachbarten − durchströmten − Gefäßen vermieden werden (Abb. 4.30).

Wegen der oberflächlichen Lage kann besonders an der A. carotis communis einschließlich der Bifurkation die „echoarme Innenschicht" sehr gut dargestellt und vermessen werden, wobei eine enge Korrelation zu frühen Stadien der Arteriosklerose zu bestehen scheint [21]. Die normale Dicke bei Erwachsenen etwa bis zum 40. Lebensjahr beträgt bis 0,3 mm; mit zunehmendem Alter oder bei Vorliegen typischer Arterioskleroserisikofaktoren können erhebliche Verbreiterungen auf über das Dreifache auftreten (Abb. 4.3 und 4.31).

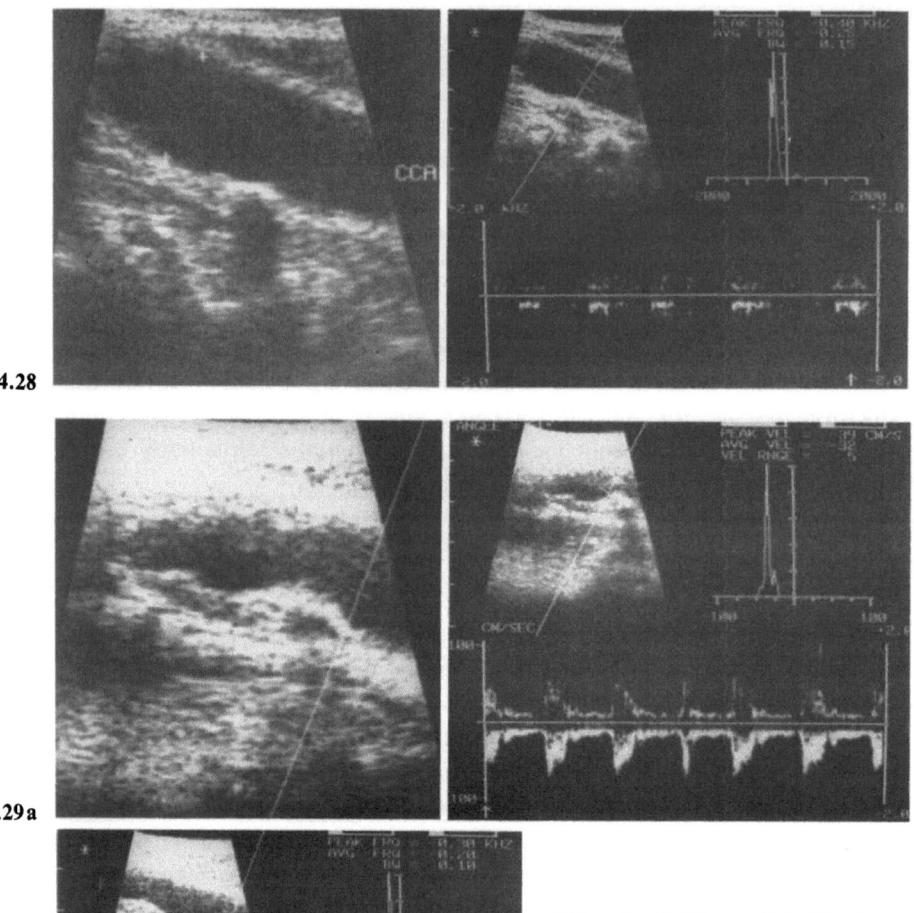

Abb. 4.28. G. W., m, 79 J.: Dilatierende Arteriopathie im Karotisgebiet mit ausgeprägt niedrigen Strömungsgeschwindigkeiten in der A. carotis communis. Einige ganz flache, z. T. echoreiche Plaques

Abb. 4.29 a–c. P. J., m, 64 J.: Hochdruck, rechtshirnige Apoplexie. Große, gemischte Plaques in der A. carotis communis, rechts ausgeprägter; dilatierende Arteriopathie

Untersuchung der hirnversorgenden Arterien 75

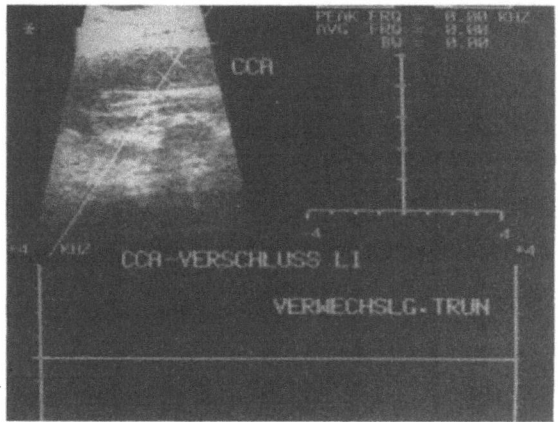

Abb. 4.30. L. W., m, 80 J.: Verschluß der A. carotis communis links (kein apoplektischer Insult). Bei der CW-Doppler-Sonographie wurde zunächst der Truncus thyreocervicalis für die A. carotis communis gehalten

Indikationen zur kombinierten Doppler- und duplexsonographischen Untersuchung
- Ischämische neurologische Symptome: TIA, Amaurosis fugax, PRIND („*p*rolonged *r*eversible *i*schaemic *n*eurological *d*eficit"), PRINS (*p*artiell *r*eversible *i*schämisch-*n*eurologische *S*ymptome), Apoplexie, Sturzattacke u.a.
- Synkope,
- Schwindel,
- ischämische Fundusveränderungen (ischämische Ophthalmopathie),
- Strömungsgeräusch am Hals,
- uncharakteristische zerebral-neurologische Symptome,
- Verlaufsbeobachtung bei bekannter supraaortaler AVK (Stenoseprogression),
- unklare schmerzhafte und/oder pulsierende Sensationen am Hals (Karotidodynie; Dissektion im Karotisgebiet),
- hohes Arterioskleroserisiko, besonders bei langjährigem oder ausgeprägtem Hochdruck,
- Vorliegen einer peripheren AVK oder KHK,
- vor Operation mit hohem Blutungsrisiko (immer bei Patienten mit neurologischen Symptomen und höherem Alter),
- Indikationsstellung zur Angiographie,
- Indikationsstellung zur gefäßchirurgischen Intervention und regelmäßige Nachuntersuchungen,
(- Vorsorgeuntersuchungen bei Personen über 35 (m.) bzw. 45 (w.) Jahre),
- quantitative strömungsfunktionelle Untersuchungen,
- wissenschaftliche Fragestellungen (z.B. Frühformen der Arteriosklerose).

76 Duplexsonographie und Sonographie der Gefäße

Untersuchungstechnik

Zunächst wird die A. carotis communis längs in einer etwa ventrolateralen Schnittebene untersucht (Abb. 4.31 und 4.32), wobei hier eine Überlagerung durch die V. jugularis interna im Gegensatz zur CW-Doppler-Sonographie nicht störend wirkt, sondern eher im Sinne eines „Schallfensters" die Detailbeurteilbarkeit der A. carotis communis verbessert (Abb. 4.32).

Wenn auch grundsätzlich alle Arterien in möglichst vielen Schnittebenen untersucht werden, empfiehlt es sich, im Bifurkationsbereich zunächst in eine ausgeprägt laterale Schnittebene überzugehen. Bei dem in ca. 90% der Fälle

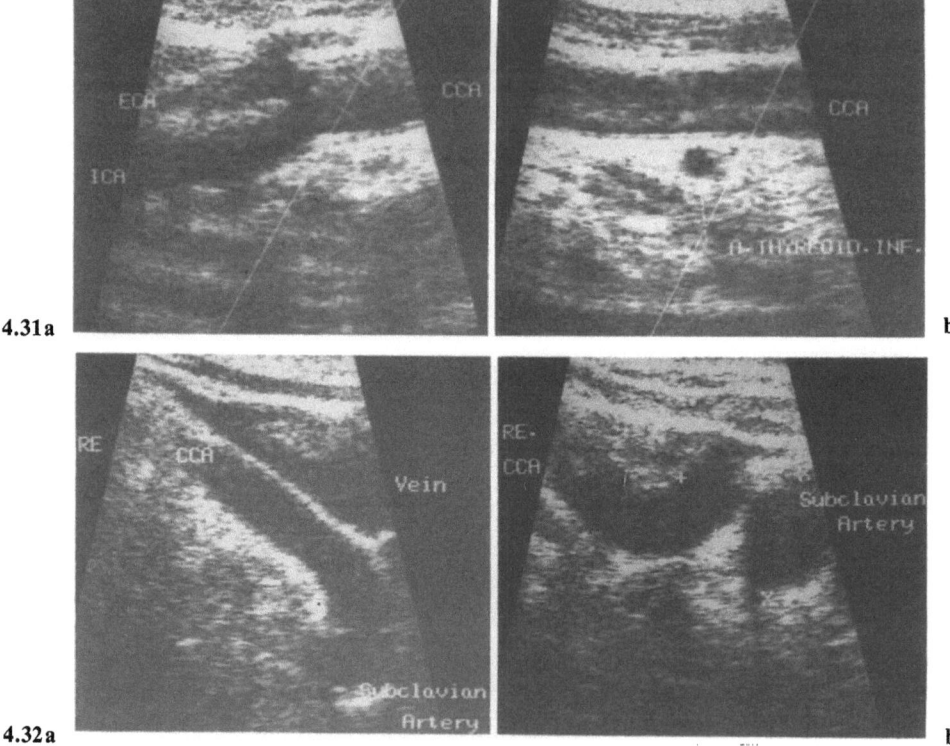

4.31 a, b

4.32 a, b

Abb. 4.31 a, b. Beschallung der A. carotis communis; Verbreiterung der echoarmen Innenschicht, flache Plaques. **a** M.R., w, 75 J.: Bifurkation mit Abgang der A. thyreoidea superior aus der A. carotis externa. **b** S.F., m, 71 J.: Proximale A. carotis communis und der Querschnitt der A. thyreoidea inferior

Abb. 4.32 a, b. Beschallung der proximalen A. carotis communis. **a** S.A., m, 67 J.: Proximale A. carotis communis rechts mit Querschnitt der A. subclavia und mit V. jugularis interna. **b** M.G., w, 74 J.: Schlingenbildung der proximalen A. carotis communis rechts und Dilatation der A. subclavia

Untersuchung der hirnversorgenden Arterien

typischerweise vorliegenden ausgeprägt dorsolateralen Abgang der A. carotis interna liegt diese dann mit ihrem meist aufgeweiteten proximalen Bulbusbereich sehr sondennah und die A. carotis externa sondenfern (Abb. 4.33 und 4.34). Bei ventromedialem Abgang der A. carotis interna, der ausgeprägt in etwa 3% der Fälle vorliegt, ist dies umgekehrt (Abb. 4.33 und 4.34); in 7% der Fälle liegen Zwischenformen dieser Aufzweigungsverhältnisse vor (Abb. 4.33). Die A. carotis externa kann neben ihrem typischen Doppler-Signal oft an der abgehenden A. thyreoidea superior erkannt (Abb. 4.31, 4.33 und 4.35) und selbstverständlich bei der Doppler-Analyse durch Beklopfen von Externaästen ganz sicher identifiziert werden (s. auch 3.2.2; Abb. 4.31, 4.33 und 4.35).

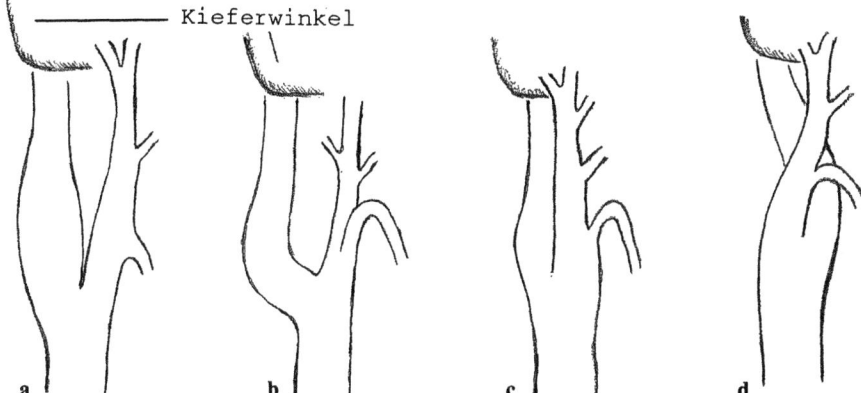

Abb. 4.33 a–d. Variationen der Karotisbifurkation. a Ca. 50% der Fälle. b Kandelaberartiger Interna-Abgang (kräftige A. thyreoidea superior). c Überlagerung der A. carotis interna durch die A. carotis externa. d Ventromedialer Internaabgang (in ca. 3% der Fälle)

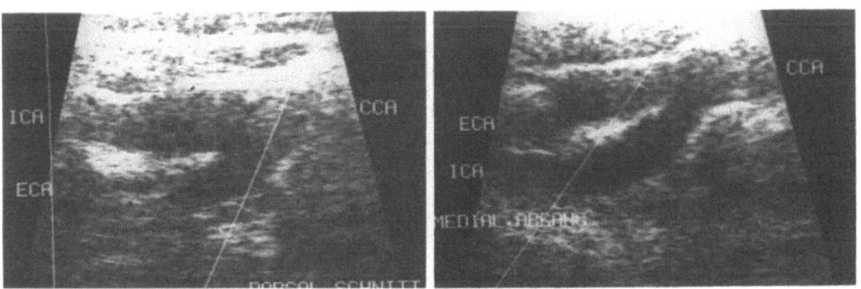

Abb. 4.34 a, b. Karotisbifurkation in frontaler bis etwas dorsolateraler Schnittführung. a B. B., w, 69 J.: Hochdruck; normaler dorsolateraler Internaabgang. b M. A., w, 61 J.: ventromedialer Internaabgang

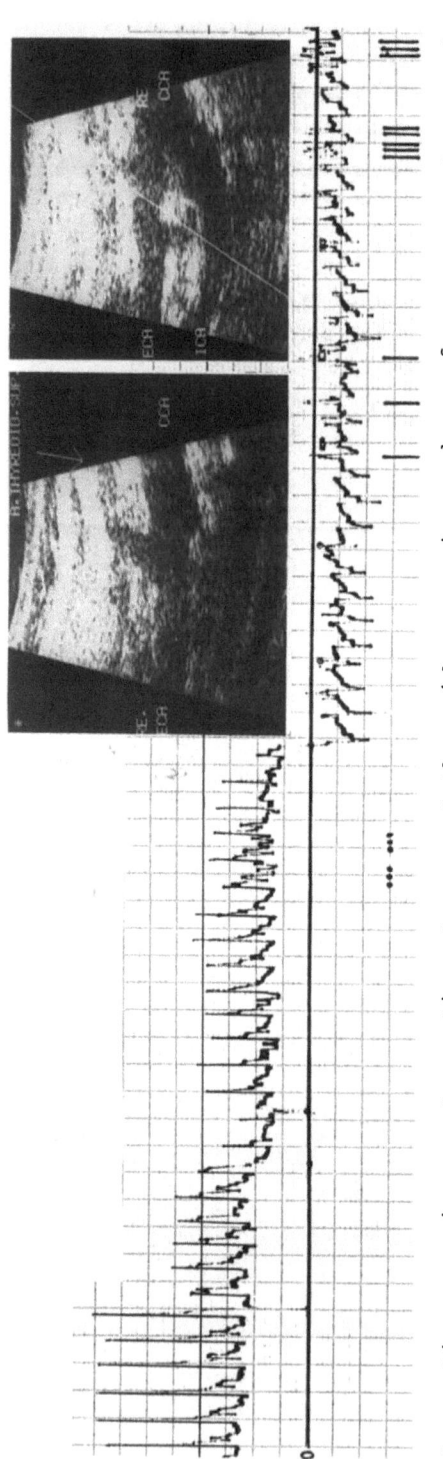

A.carotis communis   A.carotis externa   A.thyreoidea superior   abgangsnah
rechts   Bifurkation   mit Tapotement der Schilddrüse

Abb. 4.35. M. I., w, 83 J.: Asymptomatischer A.-carotis-interna-Verschluß rechts. Identifikation der A. carotis externa u. a. durch die A. thyreoidea superior

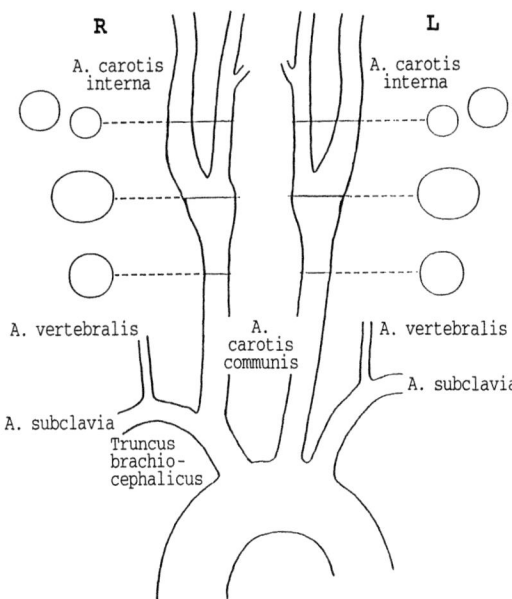

Abb. 4.36. Vorschlag für einen Befunddokumentationsbogen für die supraaortalen Arterien

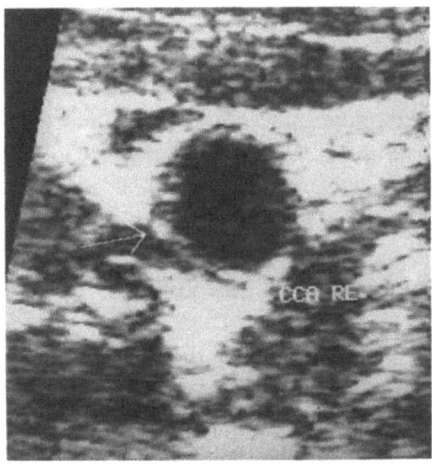

Abb. 4.37. D. H., w, 63 J.: 1/2 Jahr zuvor flüchtige Parese des linken Arms. Querschnitt der A. carotis communis rechts mit flacher, sichelförmiger, um die hintere Zirkumferenz reichender Plaque aus gemischtem Material im distalen Drittel

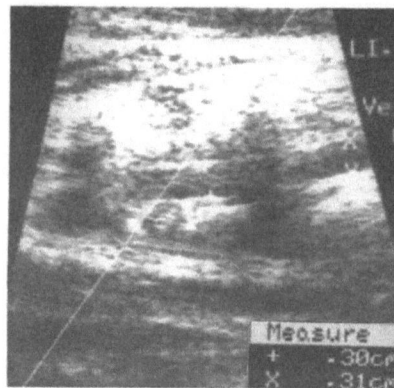 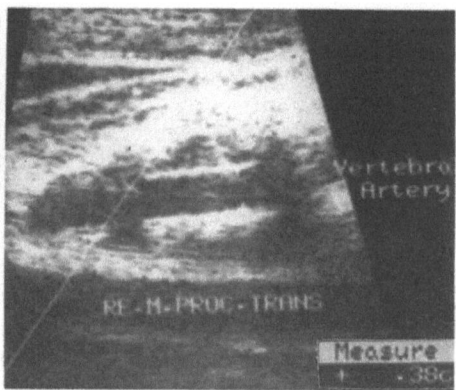

Abb. 4.38a, b. B.P., m, 12 J.: A. vertebralis in Halsmitte; **a** mehr distal, **b** mehr proximal

Anschließend wird das Karotisstromgebiet immer auch im Querschnitt von ganz proximal bis über die Bifurkation sorgfältig inspiziert (Abb. 4.36 und 4.37).

In etwa 10% der Fälle sind die Karotisäste – besonders bei hoher Teilung – nicht in ausreichender Qualität bzw. Länge darstellbar.

Abschließend kann bei entsprechender Fragestellung auch die A. vertebralis untersucht werden. Mit der Schwarz-weiß-Duplexsonographie gelingt dies meist gut im proximalen Anteil vom Abgang aus der A. subclavia bis zum Eintritt in das erste Foramen transversum (Abb. 4.38). Mit der farbkodierten Duplexsonographie können oft auch die Anteile zwischen den Foramina besonders im mittleren Halsbereich ($C_3 - C_6$) und mitunter sogar die Atlasschlinge dargestellt werden (Abb. 4.38 und 5.6) (s. S. 84–86).

Sonographische Morphologie

Sehr echoarm entspräche etwa der Echogenität des strömenden Bluts, *sehr echoreich* etwa der der innersten dünnen Gefäßwandschicht in der proximalen A. carotis communis. Die Beurteilung der *sonographischen Plaquemorphologie* beinhaltet die Echogenität von echoarm über mäßig echogen („weich") bis zu echoreich („hart", „verkalkt") und die Oberfläche, die glatt oder unregelmäßig sein kann bis zur Exkavation („Ulkus").

Subintimale Plaqueeinblutungen sind typischerweise sehr echoarm; sie können sehr ausgedehnt und dann schlecht abgrenzbar sein und zu massiver Stenosierung bis zur „Pseudoobstruktion" z.B. der A. carotis interna führen (evtl. ist ein Minimalfluß mit Farbkodierung oder mit der 8–10 MHz-Doppler-Sonde nachweisbar). Diese Plaqueeinblutungen scheinen häufig mit akuten neurologischen Komplikationen – z.B. TIA – korreliert zu sein.

Die seltenere *Gefäßwanddissektion* zeigt typischerweise eine Doppellumigkeit des Gefäßes. Sie führt meist zu plötzlichen Schmerzen in der Halsseite (!) evtl. mit Ausstrahlung nach kranial und kann auch zu einem funktionellen Internaverschluß führen.

Derartige „*Internapseudoobstruktionen*" können sich mitunter rasch zurückbilden. Überhaupt lehrt die Duplexsonographie, daß derartige Gefäßwandveränderungen ebenso wie arteriosklerotische Plaques eine bemerkenswerte, oft phasenweise Dynamik aufweisen können mit Zunahme und Rückbildung, mit Aufbrechen der Oberfläche und Glättung (durch thrombotische Auflagerungen).

Stenosebeurteilung

Da die hochauflösende Sonographie höchste Sensitivität und Spezifität in der Beurteilung geringgradiger Stenosen bzw. kleiner Plaques aufweist, dagegen die Doppler-Sonographie im Nachweis hochgradiger Stenosen überlegen ist, muß im Rahmen der Duplexsonographie auch immer die Doppler-Analyse durchgeführt und dokumentiert werden (Abb. 4.39 und 4.40). Dabei muß bedacht werden, daß bei schwer erkrankten Gefäßen im Gegensatz zu experimentellen Stenosen die Doppler-Frequenzverschiebungen und -Spektren nicht nur vom Stenosegrad (Abb. 3.4, 3.16), sondern von zahlreichen zusätzlichen Variablen abhängen wie Länge, Form und Lage der Stenose, Herzauswurfvolumen, Pulsfrequenz, Blutdruck, Hämatokrit u. a. Andererseits erlaubt gerade die Duplexsonographie die Beurteilung einiger dieser Variablen (Abb. 4.39, 4.40 und 4.43).

Die Strömungsgeschwindigkeit unmittelbar in der Stenose zeigt etwa die in Abbildung 4.41 dargestellte Dynamik in Abhängigkeit vom Stenosegrad; d. h., bei geringergradigen Stenosen ist die Korrelation nicht streng linear, dies ist am ehesten im Bereich mittelgradiger Stenosen der Fall, während bei höchstgradigen Stenosen die Strömungsgeschwindigkeit drastisch abfällt.

Mittelgradige Stenosen – über 50%ig – zeigen charakteristischerweise eine erhöhte systolische Maximalgeschwindigkeit mit einer Doppler-Frequenzverschiebung über $3,5-4$ kHz (Beschallungswinkel $45-60°$, 5-MHz-Sonde), entsprechend einer Strömungsgeschwindigkeit von ca. 100 cm/s (s. auch 3.2.3) (Abb. 4.39 und 4.40).

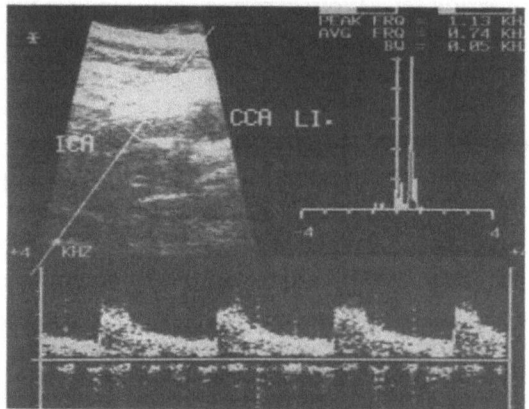

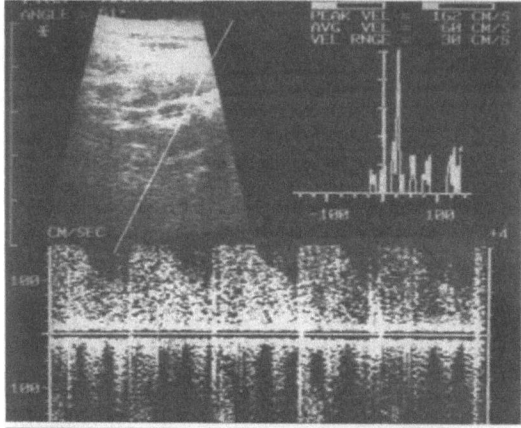

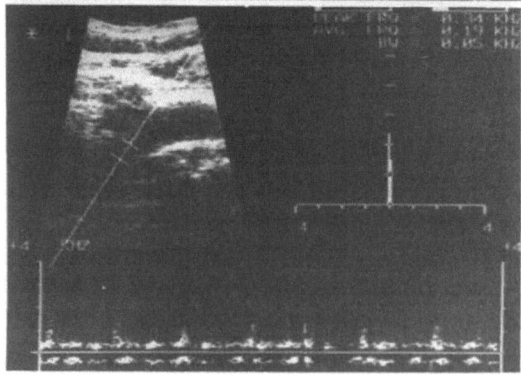

Abb. 4.39. a W. V., w, 64 J.: Geringgradige Internaabgangsstenose; besonders diastolische Frequenzspektrumverbreiterung. **b** H. H., m, 53 J.: 1 Woche zuvor partiell reversible ischämische neurologische Symptomatik rechtshirnig; ca. 80%ige Internaabgangsstenose rechts aus gemischtem Material; massive Spektrumverbreiterung, Aliasing. **c** S. A., w, 55 J.: 3 Wochen zuvor apoplektischer Insult; Verschluß der A. carotis interna rechts mit „Blubb-blubb-Signal" im Abgangsstummel

Untersuchung der hirnversorgenden Arterien

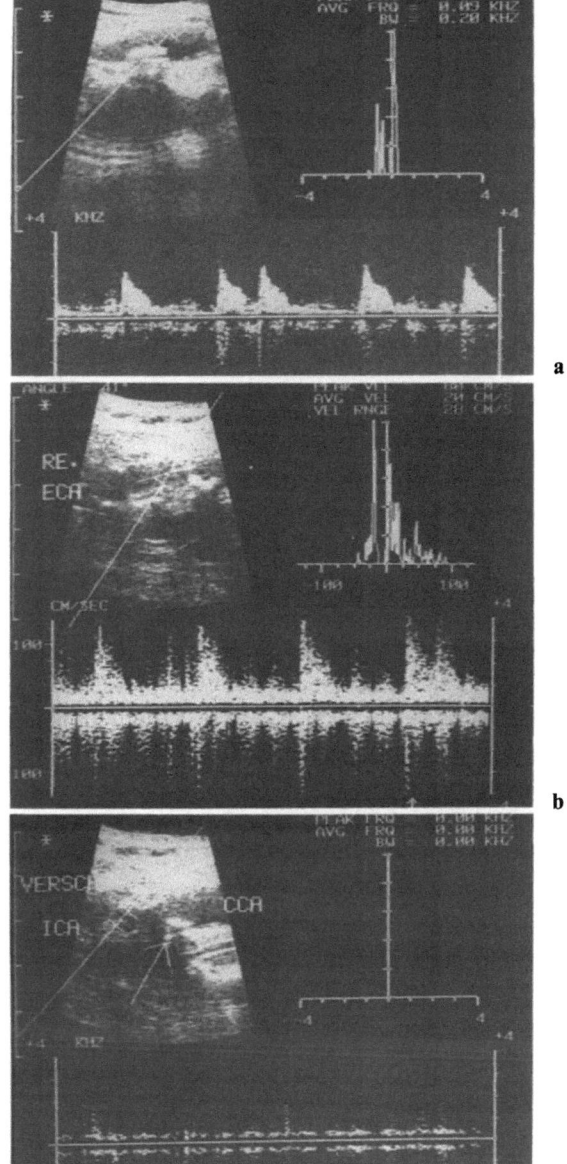

Abb. 4.40. a S.L., w, 86 J.: Größere, sehr echoreiche Plaque im Externaabgang rechts mit etwa 40%iger Stenosierung;
b, c K.W., m, 62 J.: Schwerste generalisierte AVK; 50−60%ige Externaabgangsstenose rechts aus gemischtem Material (**b**) und Internaverschluß rechts (**c**)

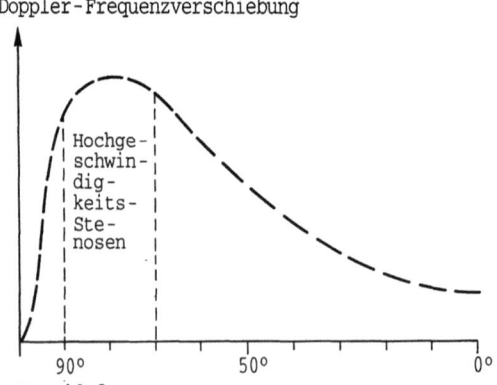

Abb. 4.41. Änderung der Blutströmungsgeschwindigkeit im Bereich einer Stenose in Abhängigkeit vom Stenosegrad

Zur Untersuchung der A. vertebralis (zur Einteilung s. Tabelle 3.4)

Die häufigste Fragestellung an die Duplexsonographie hierbei ist die Absicherung der Verdachtsdiagnose Hypoplasie, daneben selbstverständlich proximale Vertebralisstenosen (mit einer Doppler-Frequenzverschiebung >2 kHz) (Abb. 4.42), Vertebralisverschlüsse (s. auch S. 133), der Verdacht auf Aplasie und hochgradige Basilarisstrombahnhindernisse (beidseitig Kurven vom Hochwiderstandstyp in der A. vertebralis). Die linke A. vertebralis entspringt üblicherweise relativ tief aus der A. subclavia, daher ist ihr Abgang oft sehr schwierig darstellbar. Bei sehr dickem Hals gelingt die proximale Beschallung oft nicht mit ausreichender Sicherheit; ebenso bei mehr s-förmigem Abgangsbereich, was häufig vorliegt. Andererseits gelingt es mitunter, A. vertebralis, Truncus thyreocervicalis und A. carotis communis in einer Schnittebene darzustellen. Auch die A. thoracica interna ist unter günstigen Bedingungen beschallbar (Abb. 4.42). Verwechslungsmöglichkeiten vor allem mit dem Truncus thyreocervicalis müssen auch bei der Duplexsonographie beachtet werden. Die A. vertebralis kann proximal oft typischerweise bis zum Eintritt in das erste Foramen transversum verfolgt werden; meist findet sich auch eine begleitende V. vertebralis (Abb. 5.6). Es ist schwierig, den Begriff Hypoplasie eindeutig festzulegen und er wird auch nicht einheitlich verwendet. Teilweise wird von einer Diameterreduktion bis auf 1 mm ausgegangen. Die eigene Arbeitsgruppe zieht die Grenze ab unter 3 mm, jedenfalls bei 2 mm; ab diesem Wert zeigt die Doppler-Kurve der A. vertebralis im Vergleich zur A. carotis interna im gesamten Verlauf fast regelhaft sehr kleine Amplituden (<30% gegenüber A. carotis interna) mit betont niedrigen diastolischen Geschwindigkeiten (Abb. 4.43). Die Tabelle 4.6 faßt die Probleme der duplexsonographischen Untersuchung der A. vertebralis zusammen.

Untersuchung der hirnversorgenden Arterien

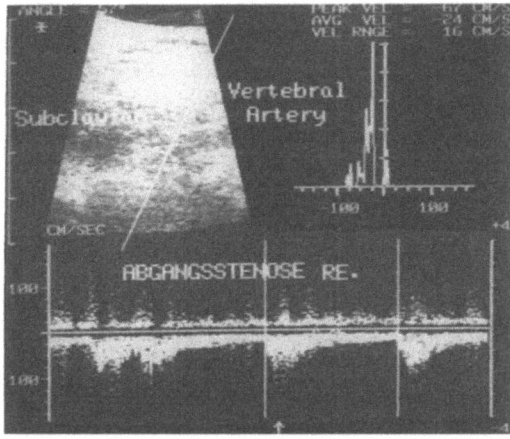

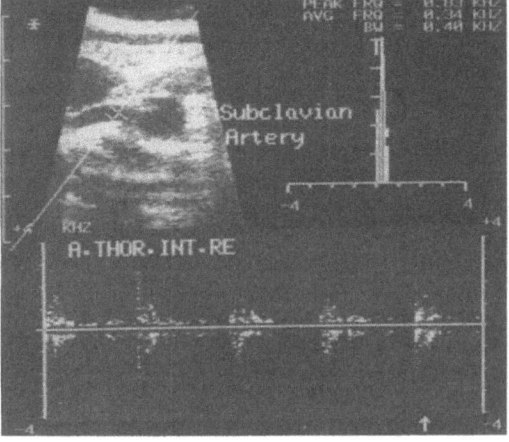

Abb. 4.42. a B.K., m, 76 J.: Schwindelsymptomatik; gering- bis mäßiggradige Vertebralisabgangsstenose rechts (links im Bild Querschnitt der A. subclavia). **b** T.N., m, 34 J.: Darstellung der A. thoracica interna rechts

Tabelle 4.6. Probleme und Fehlerquellen bei der duplexsonographischen Untersuchung der A. vertebralis (z.T. günstiger bei farbkodierter Duplexsonographie)

- proximaler oder dorsaler Abgang
- Schlinge im proximalen Abschnitt
- Abgang aus dem Aortenbogen (links in 4% der Fälle)
- schwierige Schnittführung in geeigneten Ebenen proximal
- ausgeprägte Hypoplasie
- Verwechslung mit Truncus thyreocervicalis (gering lateral)
- im „transversalen Abschnitt" (V_2) nicht kontinuierlich darstellbar
- Verwechslung mit Vena vertebralis (ventrolateral)
- Ableitung eines Doppler-Signals von A. carot. commun. bei Vertebralishypoplasie/-verschluß (durch automatische Gain-Verstärkung)
- dicker, kurzer Hals; HWS-Veränderungen; unruhiger Patient u.a.
- Gerätefaktoren: Auflösungsvermögen; B-Bild-/Doppler-Sendefrequenz u.a.

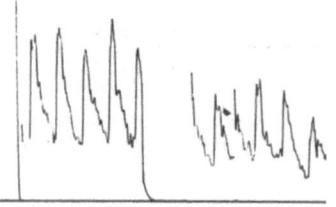

A.supratrochlearis (re./li.)

rechts

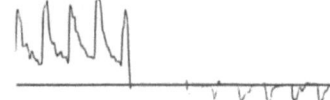

A.supraorbitalis

links

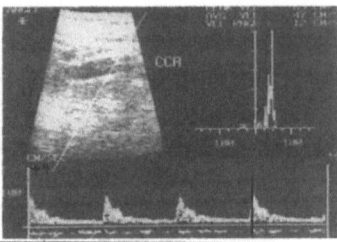

A.carotis communis

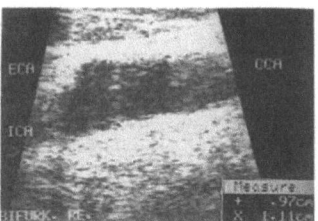

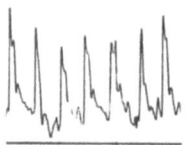

A.carotis
interna

A.carotis bis Kieferwinkel

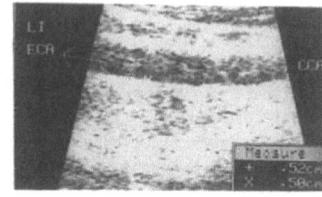

A.carotis externa

A.vertebralis subokzipital

Abb. 4.43. *Der besondere Fall:* G. W., m, 58 J.: Flüchtige Sehstörung beidseits, anhaltender Schwankschwindel; CT o. B.; Polyglobulie; degenerative HWS-Veränderungen; wechselnder RR (170/100); Aplasie der A. carotis interna links und Hypoplasie der A. carotis communis (bzw. „durchgehende" A. carotis externa links)

4.3 Untersuchung des venösen Systems

Auch und gerade zur Untersuchung des Venensystems bietet die Duplexsonographie einzigartige Möglichkeiten – bis zur Visualisierung von Venenklappen (Abb. 4.44) –, dies in besonderer Weise auch für die Praxis (systematische Einteilung der Venenerkrankungen s. Tabelle 4.7).

Zum Teil eröffnet die DS geradezu neue diagnostische Dimensionen, die bisher mit vertretbarem Aufwand nicht zu realisieren waren (z. B. bezüglich der differenzierten Beurteilung der proximalen Beinveneninsuffizienz, s. unten). Bei der Abklärung der Abflußstörungen der tiefen Venen erlaubt dieses Verfahren in optimaler Weise die gleichzeitige Analyse der hämodynamischen Störung, des Veneninhalts (Thrombose) und der Umgebungsstrukturen des Gefäßes (Kompression von außen).

In bestimmten Fällen und bezüglich verschiedener Aspekte venöser Thrombosen ist die DS der Phlebographie in der Diagnostik und Bewertung überlegen, so daß die Phlebographie nicht mehr ohne weiteres als „Goldstandard" festgelegt werden darf (s. 4.3.1).

Die Indikation zur Phlebographie ist unter diesen Umständen sehr streng zu stellen und auf die eher seltenen Fälle zu beschränken, wo vor geplanten risikoreichen Therapiemaßnahmen keine überlegene Beurteilung mittels Doppler- und Duplexsonographie (evtl. mit Phlebodynamometrie oder vergleichbaren Verfahren) möglich ist [26]. So kann z. B. die Mündung der Stammvenen und oft auch wichtiger Muskelvenen, einschließlich Vermessung und hämodynamischer Analyse, fast immer in eindrucksvoller Weise mittels Duplexsonographie dargestellt werden (Abb. 4.45 und 4.46).

Tabelle 4.7. Systematische Einteilung der Venenerkrankungen. (Nach Marshall [26])

Degenerative, dilatierende Venenerkrankungen
– Oberflächliches System (primäre Varizen)
– Transfasziales System (Perforansinsuffizienz)
– Tiefes System („tiefe Varikosis", Leitveneninsuffizienz)

Entzündliche, thrombosierende Venenerkrankungen
– Oberflächliches System (oberflächliche Thrombophlebitis)
– Tiefes System (tiefe Venthrombose)

Anlageanomalien
– Arteriovenöse Kurzschlüsse u. a.

Komplikationen und Folgeschäden der Venenerkrankungen
– Akut: Lungenembolie
– Subakut: Stauungs- und Kollateralvarizen (sekundäre Varikosis)
– Chronisch: chronische Veneninsuffizienz (CVI), chronisch venöse Stauungsinsuffizienz; postthrombotisches Syndrom (mit CVI)

88 Duplexsonographie und Sonographie der Gefäße

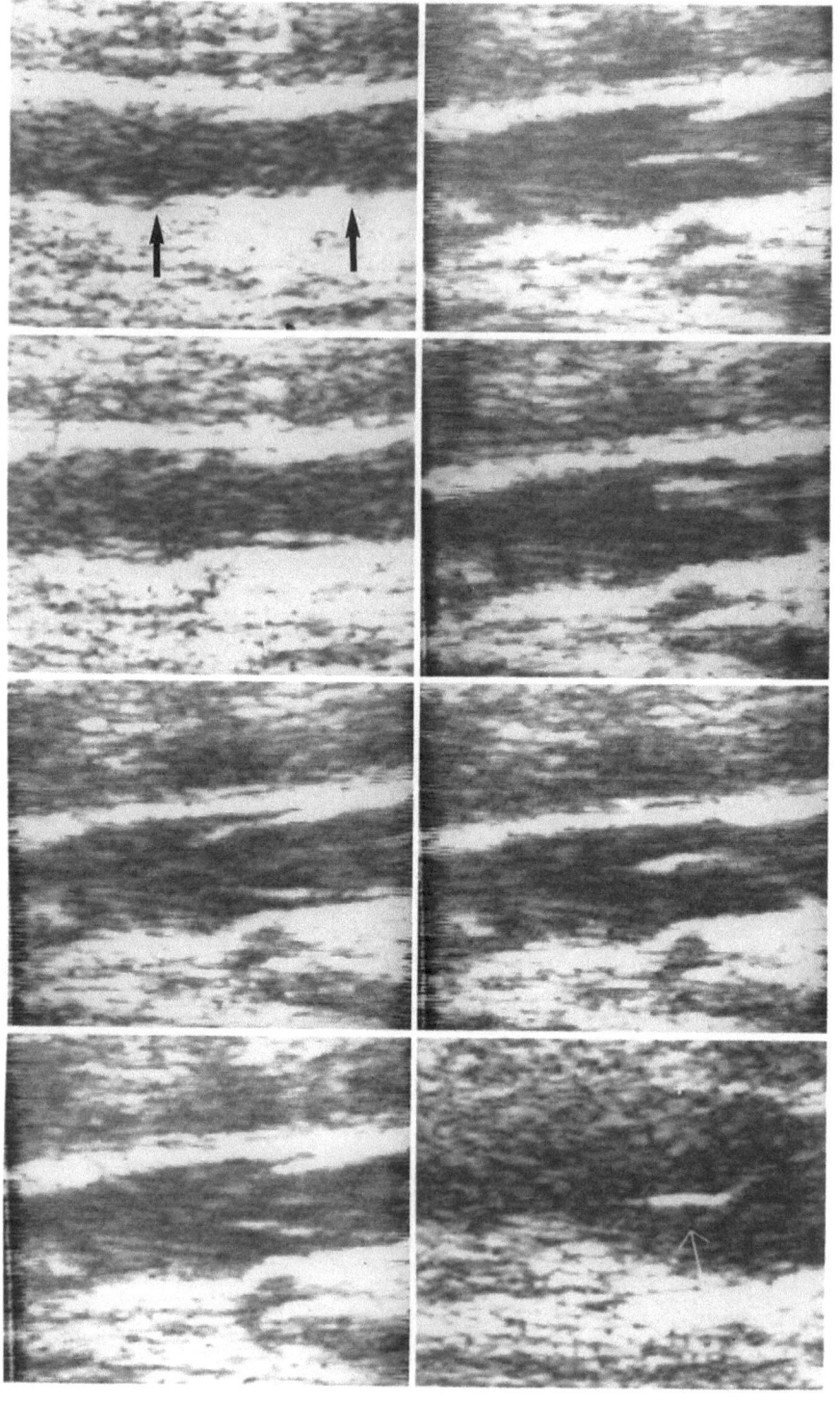

Untersuchung des venösen Systems

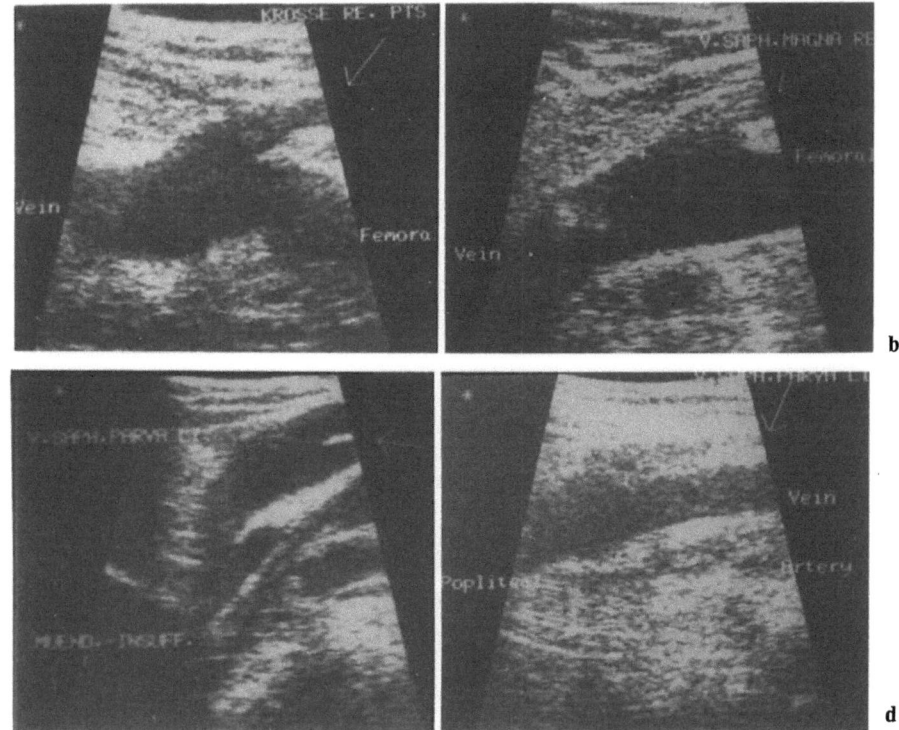

Abb. 4.45 a–d. (Duplex-)sonographische Darstellung der Stammvenenmündungen. **a** K. C., w, 17 J.: Schweres PTS rechts bei tiefer Venenthrombose (TVT) nach Knöchelverletzung 8 Monate zuvor; Magnakrosse o. B. **b** F. G., w, 68 J.: ∅ V. femoralis communis und V. saphena magna rechts grenzwertig; deutliche proximale Beinveneninsuffizienz. **c** L. H., w, 49 J.: Deutliche Parvamündungsinsuffizienz links mit großem proximalen Varixknoten; V. und A. poplitea o. B. **d** N. E., m, 68 J.: ∅ Parvamündung links grenzwertig

◄──────────────────────────────────────

Abb. 4.44. S. R., m, 47 J.: 3 Jahre zuvor distale Oberschenkelvenenthrombose links („par effort"). Darstellung einer funktionstüchtigen Venenklappe in der proximalen V. femoralis superficialis (7,5 MHz); rechts unten Preßversuch

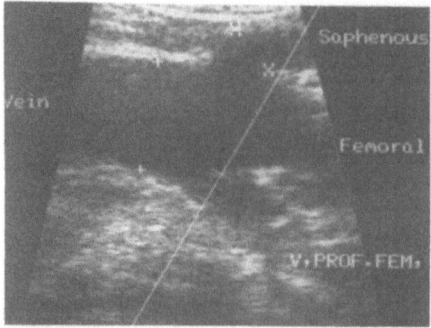
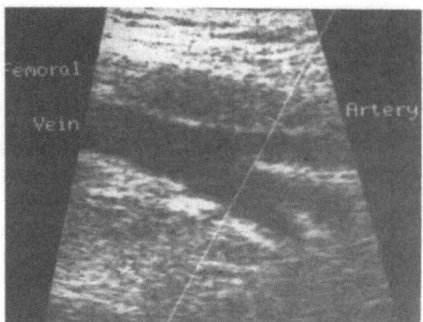
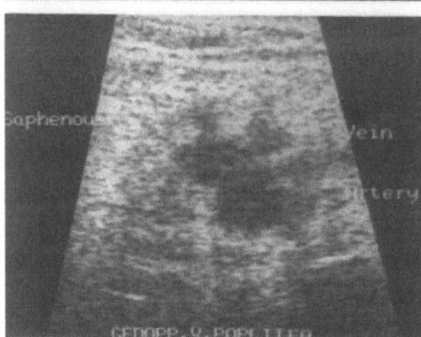

Abb. 4.46. a H.A., w, 33 J.: Mündung von V. saphena magna und V. profunda femoris. **b** S.W., m, 85 J.: Gedoppelte V. femoralis (superficialis) und Muskelvene. **c** B.L., w, 70 J.: Querschnitt mit gedoppelter V. poplitea

Dennoch werden die Einsatzmöglichkeiten der DS bei phlebologischen Fragestellungen oft nicht angemessen gewürdigt und bisher nur selten entsprechend genutzt. Es ist daher ein wesentliches Anliegen der vorliegenden Ausführungen, diese Einsatzmöglichkeiten aufgrund der eigenen mehrjährigen Erfahrungen in einer internistisch-angiologischen Praxis darzustellen.

Die *Untersuchungsreihenfolge bei Venenerkrankungen* sollte heute folgendermaßen aussehen:

- Anamnese (mit Familien- und Berufsanamnese)
- Klinische Untersuchung: ggf. im Stehen und im Liegen
- Apparative Untersuchung: immer *direktionale Dopplersonographie* im Liegen; ggf. ergänzende USD-Untersuchungen und Lichtreflexionsrheographie mit Pelottentest oder Phlebodynamometrie; Therapieempfehlung oder
- Entscheidung über weiterführende Untersuchungen:
    - *Duplexsonographie*
    - Venenverschlußplethysmographie
    - Thermographie
    - Phlebographie u. a.; Therapieempfehlung.

Untersuchung des venösen Systems

Phlebologische Indikationen zur Duplexsonographie

Primär phlebologische Indikationen:
- *Thrombosediagnostik und Thrombusaltersbestimmung* (Abb. 4.47, 4.48 und 4.49; Tabelle 4.8), auch Nachweis *stenosierender* und „flottierender" Thromben (Abb. 4.60 und 4.66),
- Nachweis und exakte Lokalisierung insuffizienter Perforansvenen einschließlich Mündungsinsuffizienz der Stammvenen (Abb. 4.50, 4.51 und 4.52),
- Differenzierung der proximalen Beinveneninsuffizienz (Leit-, Stamm-, Muskelveneninsuffizienz, kombinierte Formen) und der Leitveneninsuffizienz (dilatativ oder postthrombotisch) (Abb. 4.50 und 4.51).
- *Überprüfung therapeutischer Maßnahmen:*
  - Sklerotherapie (Nachweis von Rekanalisationen u.a.) (Abb. 4.52; [30]),
  - Varizenchirurgie (Abb. 4.53),
  - Thrombolyse, Thrombektomie; Thrombusrekanalisation u.a. (Abb. 4.27, 4.54, 4.55, 4.56, 4.59 und 4.60).

Differentialdiagnostische Abklärungen:
- Arterienerkrankungen (s. 4.2.1),
- zystische Gefäßwanddegenerationen [22, 23],
- Baker-Zysten mit und ohne Kompression der Leitvene (Abb. 4.57),
- Leistenhernien (vgl. Abb. 4.58 und 4.59),
- postthrombotisches Syndrom/Lymphödem/Lipödem (Abb. 4.54, 4.55 und 4.60; 6),
- sonstige Weichteil-, arthrogene und ossäre Erkrankungen.

Tabelle 4.8. Ansatzpunkte zur sonographischen und duplexsonographischen „Altersbestimmung" einer (venösen) Thrombose

Sonographischer Befund	Beurteilung	Klinische Konsequenz
Oft echofrei/-arm, *deutlich vermindert kompressibel*; keine spontanen und induzierten Flußsignale; Vene dilatiert; (Wandverdickung, -ödem)	Üblicherweise frische Thrombose	Wahrscheinlich lysierbar
Meist vermehrt Binnenechos, *nicht kompressibel*; keine Flußsignale; Wandkonturunregelmäßigkeiten, Wandverdickung	In Organisation befindliche Thrombose	Nur in etwa 50% der Fälle (teil)lysierbar (ggf. sehr kritische Indikationsstellung)
Zahlreiche, dichte Binnenechos (echofreie/-arme zentrale Bezirke möglich – ohne Flußsignale); Gefäßwand nicht abgrenzbar	Ältere = organisierte Thrombose	Nicht lysierbar

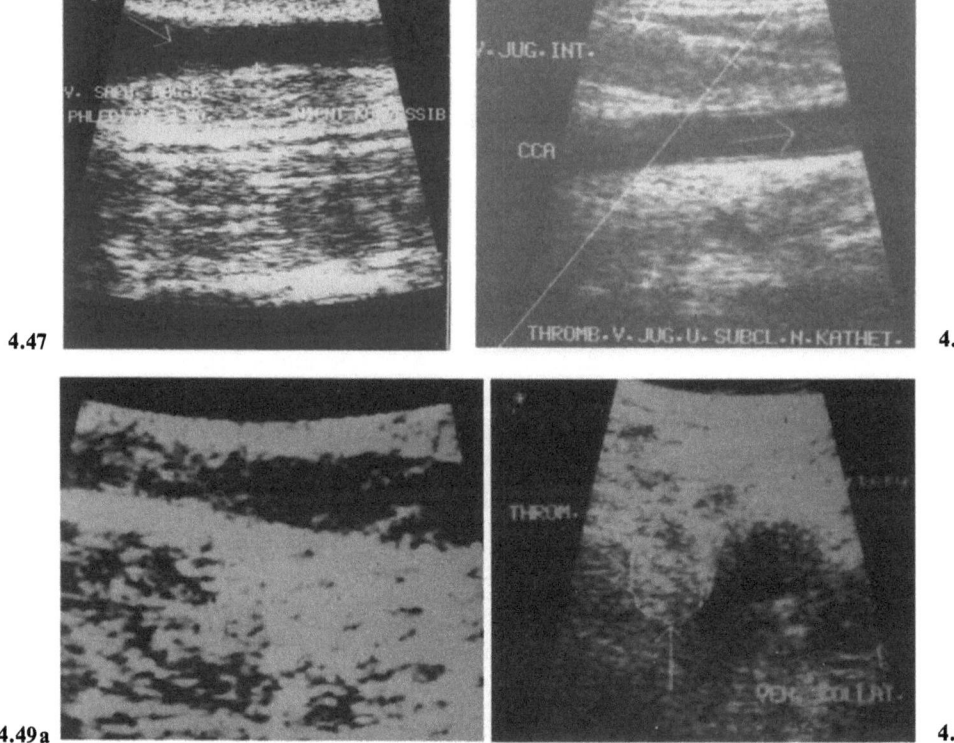

4.47 4.48

4.49a 4.49b

Abb. 4.47. W. H., m, 42 J.: Seit 1 Woche ausgedehnte Thrombophlebitis der V. saphena magna rechts ohne ersichtliche Ursache. Sonographie (10 MHz): ⌀ V. saphena magna im Liegen am distalen Oberschenkel: 0,42 cm; vermehrte Echogenität mit feiner, relativ gleichmäßiger, schütterer Verteilung; Vene nicht kompressibel; Duplexsonographie: keine Fließsignale induzierbar

Abb. 4.48. O. W., m, 61 J.: Thrombose der V. jugularis interna und subclavia links nach Zentralvenenkatheter. Zustand nach Polytrauma

Abb. 4.49a, b. Sonographische und duplexsonographische Untersuchungen venöser Thrombosen unterschiedlichen Alters. **a** A. S., m, 63 J.: 2 Wochen zuvor Nachverödung der V. saphena magna rechts nach Krossektomie; Untersuchung am Unterschenkel proximal. ⌀ ca. 0,45 cm trotz intensiver Kompressionsbehandlung; ungleichmäßig verteilte feinere und gröbere Echos, Wandkonturunregelmäßigkeiten; keine Flußsignale induzierbar (Thrombose in beginnender Organisation). **b** M. H., m, 30 J.: Vor einigen Jahren Rezidivthrombose der V. femoralis rechts unmittelbar nach Thrombektomie wegen Bein-Becken-Venenthrombose nach Knieoperation; ausgeprägtes postthrombotisches Syndrom; abgeschlossene Organisation des Thrombus in der V. femoralis; kräftige Kollateralvenen dorsal der A. femoralis (Querschnitt direkt unterhalb des Leistenbands)

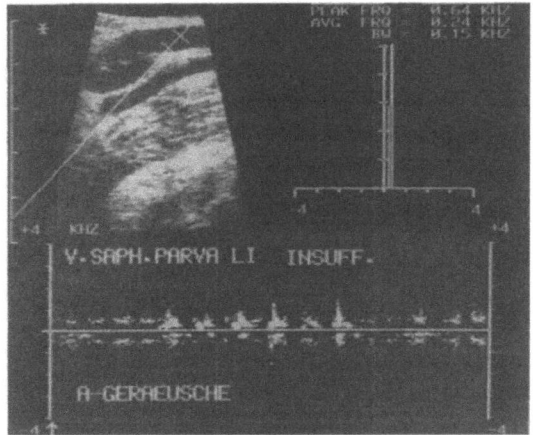

4.50 a

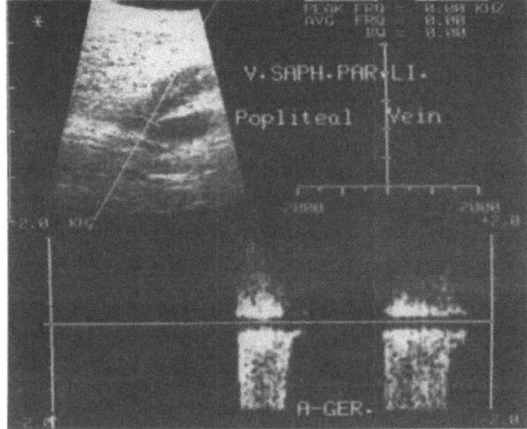

b

Abb. 4.50 a, b. Duplexsonographische Untersuchung der V. saphena parva. **a** L. H., w, 49 J.: Deutliche Mündungsinsuffizienz der V. saphena parva links; ausgeprägte Dilatation der Parvamündung, Pendelfluß bei distalem Tapotement. **b** E. U., m, 45 J.: Ausgedehnte Parvaphlebitis links. Keine Mitbeteiligung der V. poplitea (kräftige A-Geräusche)

Abb. 4.51. H. A., m, 33 J.: Ausgeprägte Krossen-Magna-Insuffizienz ohne zusätzliche Leitveneninsuffizienz

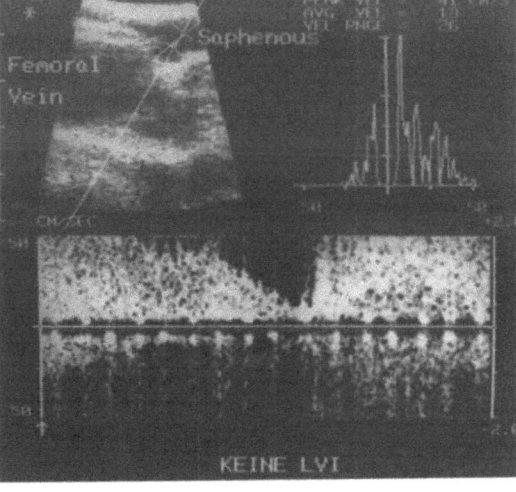

4.51

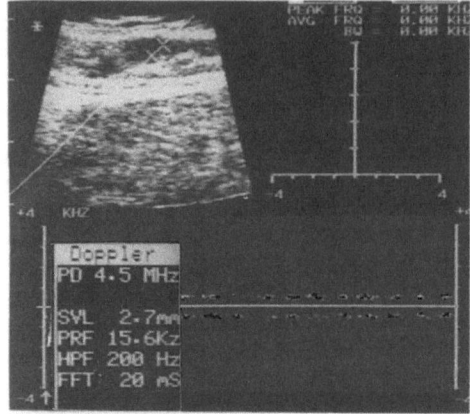
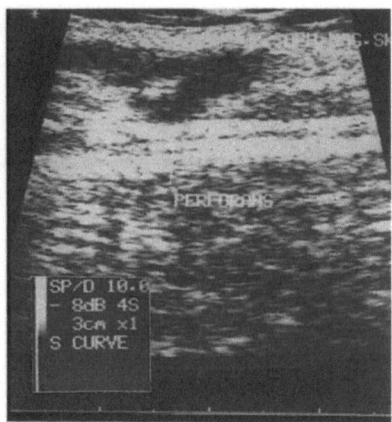
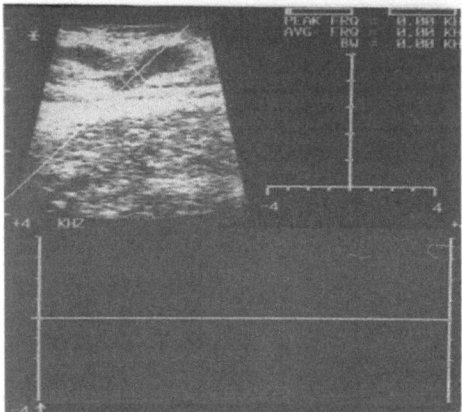

Abb. 4.52a–c. A. S., w, 57 J.: Untersuchung der V. saphena magna rechts unterhalb des Knies 1 Monat nach Sklerotherapie. **a, c** Duplexsonographische und **b** sonographische Untersuchung; trotz partieller Kolliquation des Verödungsthrombus zuverlässiger Verschluß dieser Vene und der hier abgehenden Boyd-Perforansvene, da keine Flußsignale induziert werden konnten (Entleerung der Kolliquation durch Stichinzision; sehr gutes Dauerresultat)

Wissenschaftliche Untersuchungen:
- Quantitative strömungsfunktionelle Untersuchungen:
  - medikamentöse Venentonisierung mit Steigerung der Strömungsgeschwindigkeit [24],
  - venöse Hämodynamik in der Schwangerschaft (uterovaskuläres Syndrom) u. a.;
- Morphologische Untersuchungen:
  - Verlauf der therapeutischen Verödungsreaktion (Abb. 4.52) [30],
  - Thrombusmorphologie (Abb. 4.49),
  - sonographische „Morphologien" bei postthrombotischem Syndrom, Lymphödem, Lipödem (s. auch 6; Abb. 6.5 und 6.6);
- normale und pathologische Venendurchmesser und sonographische „Wandstrukturen" (Tabelle 4.9; Abb. 4.47, 4.49, 4.50, 4.54, 4.60 und 4.61) u. a.

Untersuchung des venösen Systems   95

Tabelle 4.9. Wichtige Diameterwerte bei der duplexsonographischen Untersuchung des peripheren Venensystems[a]. (Innendiameter)

V. femoralis communis (unmittelbar proximal der Magnamündung):
Normalwert 10,8 ± 1,6 mm
„Geringgradige Dilatation" (nicht regelhaft mit Insuffizienz):
12,5 – 13,5 mm
„Mittelgradige Dilatation" (oft mit Reflux):
13,5 – 15,0 mm
„Ausgeprägte Dilatation":
>15 mm

V. poplitea (etwa in Höhe des Kniegelenkspalts):
Normalwert 9,3 ± 1,8 mm
Bei fortgeschrittener Varikosis:
Vorwiegend Werte >9,3 mm

V. saphena magna proximal:
4 ± 1 mm
Bei Stammvarikosis Stadium II:
8 ± 2 mm
Bei Stammvarikosis Stadium III – IV:
12 ± 5 mm

Perforansvenen abgangsnah:
2 – 3 mm
Bei Insuffizienz:
3 – 5 mm
Lumennahe echoarme Zwischenschicht („sonographische Intima"):
0,27 ± 0,06 mm (n = 8)

---

[a] Untersuchungen an 200 Patienten mit geringfügiger bis ausgeprägter Varikosis: 56 Männer (48,2 ± 10,3 Jahre); 144 Frauen (47,7 ± 10,9 Jahre); immer im Stehen bei endinspiratorischem Atemstillstand; die Korrelation zur Körperlänge wurde nicht geprüft.

Indikationen und Untersuchungstechnik der Duplexsonographie bei phlebologischen Fragestellungen

Eine große Extremitätenvene zeigt je nach Geräteeinstellung ein echofreies bis echoarmes Lumen mit relativ scharfer, glatter Begrenzung durch die schmale Venenwand. „Venenwandstrukturen" ähnlich den sonographischen Arterienwandschichten sind oft nicht oder nicht durchgehend abgrenzbar (Abb. 4.46). Ggf. findet sich ähnlich wie bei Arterien eine sehr schmale echoreiche Innenschicht, dann eine echofreie bzw. -arme Zwischenschicht (sonographische „Intima") und schließlich eine breitere echoreiche äußere Schicht.

Die Vene zeigt keine pulsatilen Eigenbewegungen, aber atemabhängige Lumenschwankungen; wenn sie nicht sehr tief liegt, läßt sie sich normalerweise mit geringem Sondendruck stark bis völlig zusammendrücken. Selbstverständlich erlaubt die Doppler-Analyse den Nachweis sämtlicher venöser Strömungs-

96 Duplexsonographie und Sonographie der Gefäße

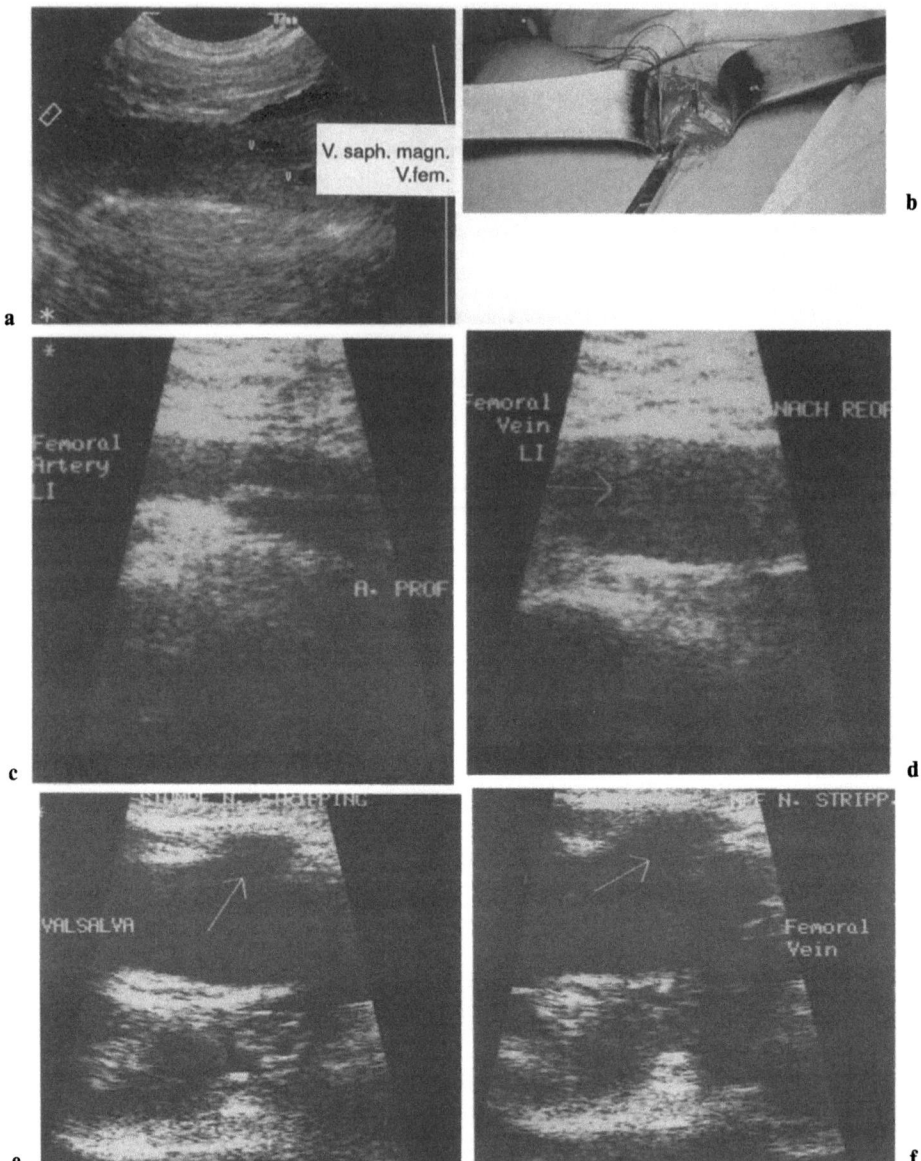

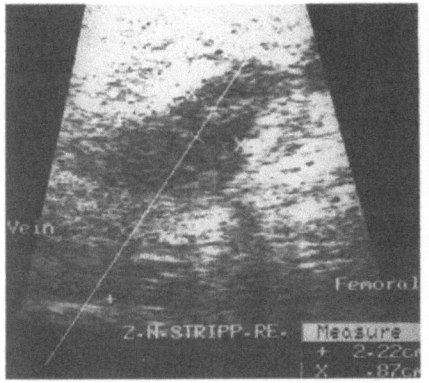
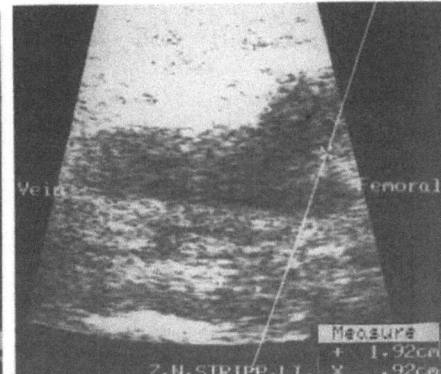
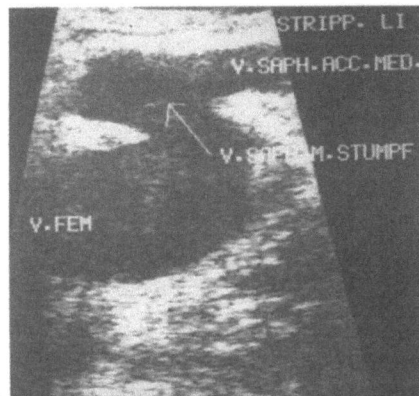

Abb. 4.53a–i. Duplexsonographische Untersuchung nach Varizenstripping. **a–d** B.U., w, 54 J.: **a** Sonographische Untersuchung (Mark 4, SMS) der Saphenakrosse rechts im Stehen bei Zustand nach Strippingoperation: langer Saphenastumpf; bis zum Knie ausgeprägte Rezidivvarikosis. **b** Situs der Nachoperation. **c, d** Sonographische Kontrolle im Liegen nach operativer Revision: stumpf- und verziehungsfreie Krossektomie; aber erhebliche Aufweitung der V. femoralis beim Preßversuch mit ausgeprägtem Reflux. **e, f** G.C., w, 41 J.: Z.n. Strippingoperation beidseits; beidseits Neuvarikosis, beidseits Magnastumpf mit abgehenden Varizenästen. **g, h** L.O., m, 54 J.: Z.n. Strippingoperation beidseits, ausgeprägte Neuvarikosis beidseits; beidseits Magnastumpf und Leitveneninsuffizienz. **i** P.P., m, 38 J.: Deutliche Neuvarikosis bei Z.n. Strippingoperation; belassener Magnastumpf mit Astvarikosis der V. saphena accessoria medialis

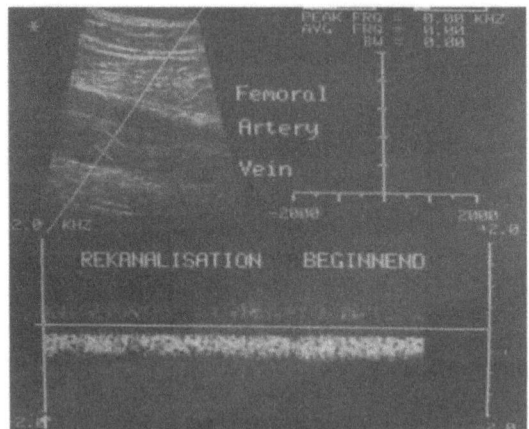

4.54

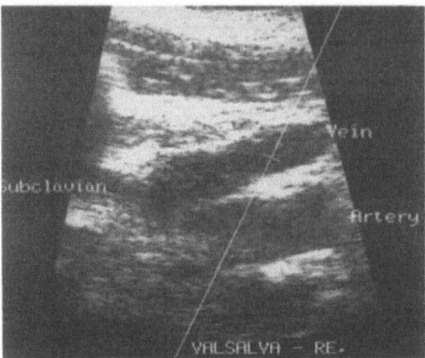

4.55

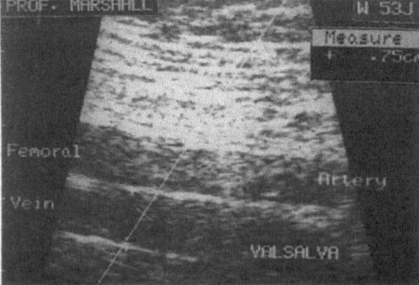

4.56 a

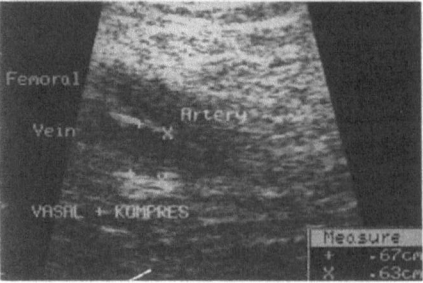

b

Abb. 4.54. H. L., w, 50 J.: Postthrombotisches Syndrom nach ausgedehnter Beinvenenthrombose. Rekanalisation der V. femoralis (superficialis) mit hoher Strömungsgeschwindigkeit in dem schmallumigen Strombett

Abb. 4.55. R. H., m, 32 J.: 2 Jahre zuvor Subklaviavenenthrombose rechts (Rechtshänder, Thrombose „par effort"). Gute Rekanalisation der V. subclavia (Sonde etwa parallel zur Klavikula in dorsokranialer Schallrichtung)

Abb. 4.56 a, b. Wirkung eines kurzziehenden Kompressionsverbands auf die V. femoralis superficialis unter Orthostase bzw. Valsalva-Manöver: Reduktion des Durchmessers um 11%, der Fläche um 20%. **a** ohne, **b** mit Kompressionsverband

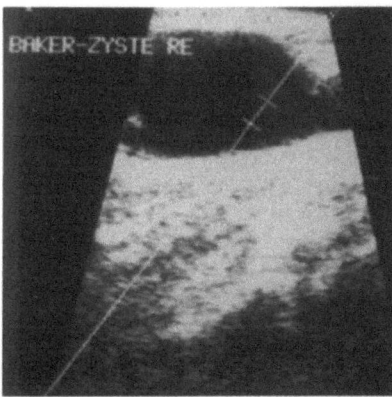
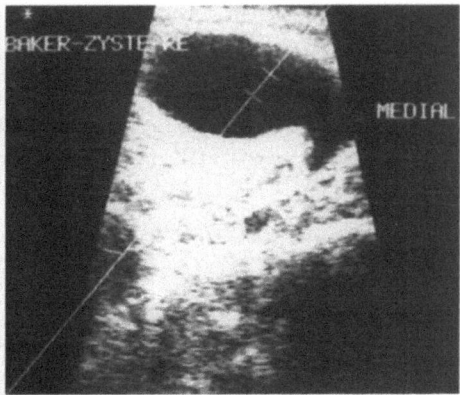

4.57 a b

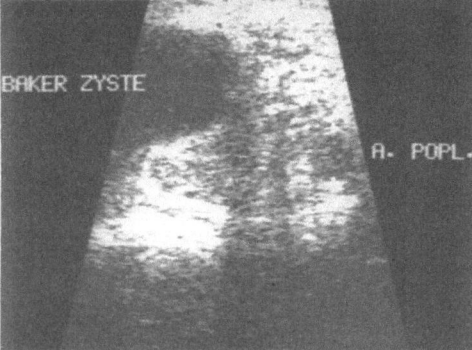

c

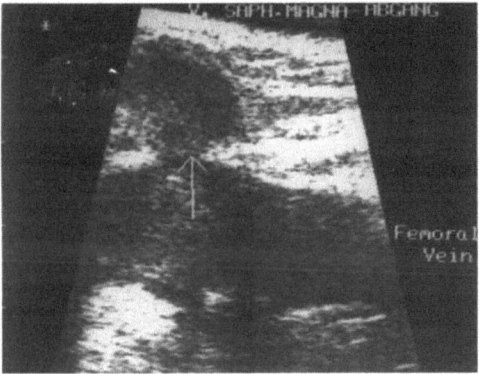

4.58

Abb. 4.57 a–c. Duplexsonographische Untersuchungen bei Beinschwellungen aufgrund von Baker-Zysten. **a, b** R.M., w, 74 J.: 1 Woche zuvor Distorsion des rechten Knies; danach prall-elastischer Tumor medial in der Kniekehle; A. und V. poplitea o. B.; medial zystisches Gebilde ohne Flußsignale mit nach medial in die Tiefe ziehendem Schweif.
c F.H., w, 62 J.: Kniekehle mit Baker-Zyste im Querschnitt, um Beziehung zum Gefäßstrang zu prüfen

Abb. 4.58. A.H., m, 36 J.: 5 Wochen zuvor plötzlich Schmerzen in der rechten Leiste mit Ausbildung eines kugeligen Tumors, Verdacht auf Leistenhernie (kaudal hier links im Bild). Duplexsonographie: umschriebene variköse Aufweitung des Abgangs der V. saphena magna, Querschnittsfläche: 1,41 × 1,61 cm

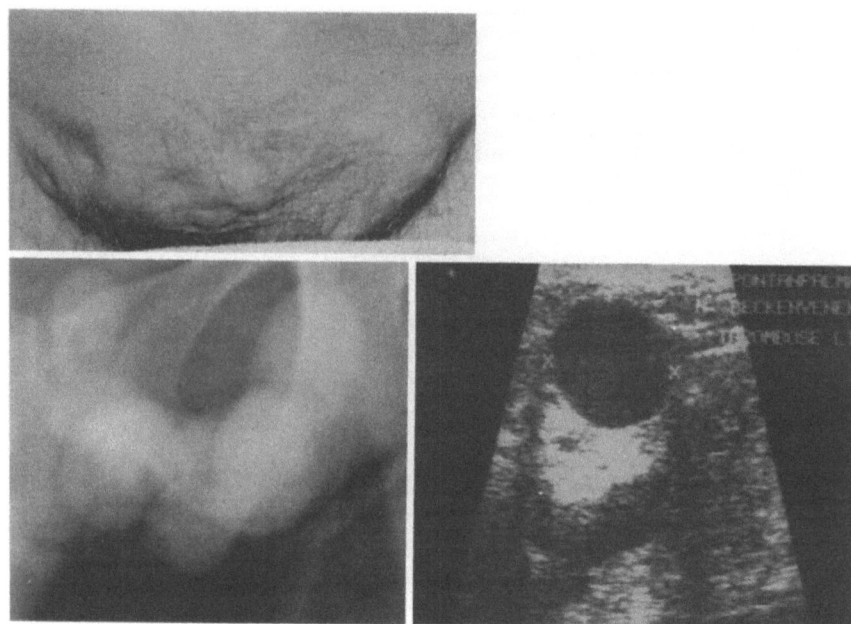

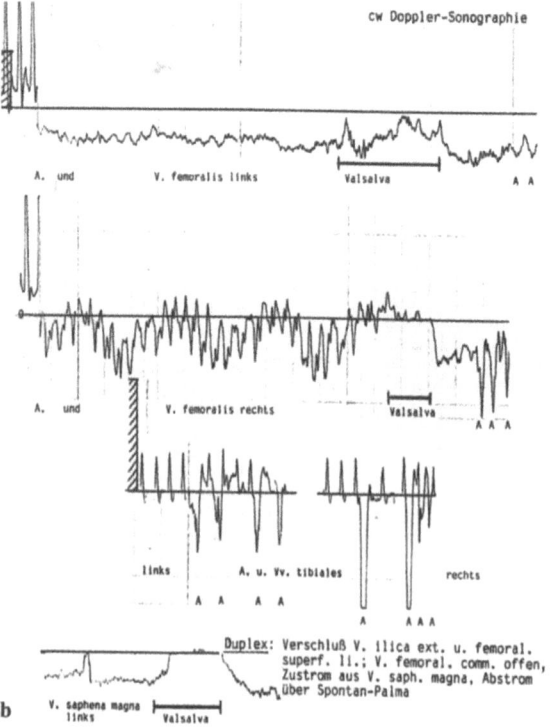

Abb. 4.59 a, b. L. I., w, 54 J.: 19 Jahre zuvor Bein-Becken-Venenthrombose links, 3 Monate nach Entbindung, 1 Woche nach Ansetzen eines hormonellen Antikonzeptivums. **a** Ausgeprägter suprapubischer Spontan-Palma; aufgrund der zuletzt durchgeführten Duplexsonographie (rechts) frei durchgängig ohne frische Thromben. **b** Weiterer sonographischer Befund: Verschluß der V. iliaca externa und V. femoralis superficialis links, V. femoralis communis und V. saphena magna – mit hoher Strömungsgeschwindigkeit – offen; rechts: Normalbefund

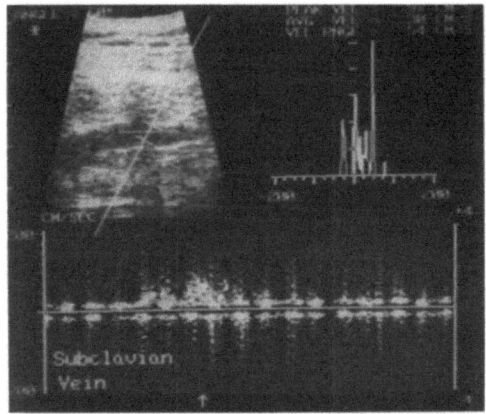

4.60 a

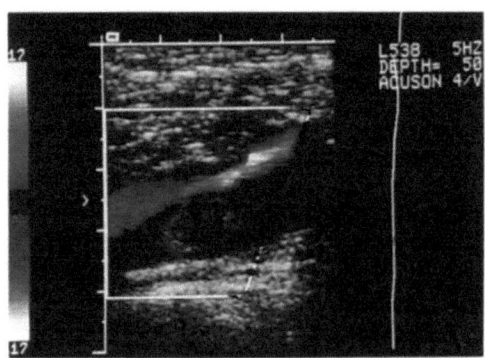

b

Abb. 4.60 a, b. Gegenüberstellung von konventioneller und farbkodierter Duplexsonographie. **a** P. P., m, 72 J.: 1 Jahr zuvor Subklaviavenenthrombose links; deutliche Wandkonturunregelmäßigkeiten der rekanalisierten V. subclavia. **b** Farbkodierte Darstellung eines gering stenosierenden venösen Parietalthrombus (Acuson-Gerät) mit echoarmen Anteilen

Abb. 4.61. S. H., w, 50 J.: V. saphena magna am proximalen Oberschenkel im Stehen untersucht; links geschlossene Venenklappe – Normalbefund

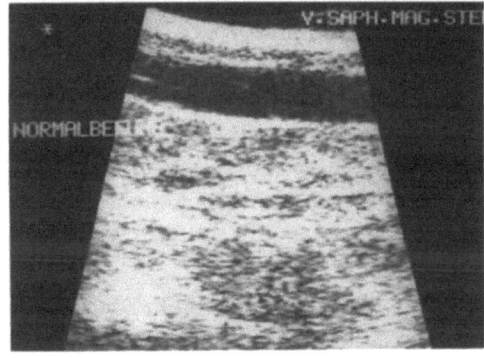

4.61

phänomene, die von der CW-Doppler-Sonographie geläufig sind (s. 3.3) [25, 27], wobei der Nachweis der Leitveneninsuffizienz „gezielt" ohne Tourniquet-Tests möglich ist [28, 29].

Auf S. 91 sind die phlebologischen Indikationen für die Duplexsonographie zusammengefaßt, wie sie sich bisher für uns ergeben haben.

Nach unseren Erfahrungen ergeben sich folgende *Hauptindikationen:*

- Die Diagnostik tiefer Venenthrombosen, auch der Nachweis nur stenosierender Thromben (Abb. 4.48 und 4.60) und der Versuch einer Thrombusaltersbestimmung besonders hinsichtlich der Frage einer noch gegebenen Lysierbarkeit (Abb. 4.49; Tabelle 4.8).
- Darstellung und exakte Lokalisierung der Stammvenenmündungen und insuffizienter Perforansvenen [26, 28] (Abb. 4.45, 4.50, 4.51 und 4.62).
- Differenzierung der „proximalen Beinveneninsuffizienz" mit Nachweis einer (tiefen) Leitveneninsuffizienz und Unterscheidung in primär degenerativ-dilatativ und postthrombotisch (Abb. 4.54; Tabelle 4.7; [29]).
- Überprüfung therapeutischer Maßnahmen, vor allem der Sklerotherapie [30], der Varizenchirurgie, des Verlaufs der Thrombolyse mit Plasminogenaktivatoren, der Kompressionstherapie (Abb. 4.52, 4.53 und 4.56).

Aus diesen Aufzählungen geht hervor, daß sich die Indikationsstellung unmittelbar aus dem klinischen Beschwerdebild − vor allem bei Verdacht auf eine tiefe Arm-, Schultergürtel- oder Bein-, Beckenvenenthrombose − oder aus Befunden bei der CW-Doppler-Sonographie − vor allem bei der Abklärung der proximalen Beinveneninsuffizienz (besonders zur Absicherung der Diagnose „(tiefe) Leitveneninsuffizienz") − ergibt. Möglicherweise gibt es auch *frühe Formen der Leitveneninsuffizienz,* die bei anhaltender orthostatischer Belastung − z. B. bei schwerer Berufsarbeit − zu „unklaren Stauungsbeschwerden" in den Beinen führen, bei der CW-Doppler-Sonographie mit üblichem Valsalva-Manöver aber keinen relevanten proximalen Reflux aufweisen („frühe Inkompetenz"), bei der B-Bild-Darstellung aber bereits eine deutliche Dilatation der proximalen Beinvenen beim Preßversuch zeigen (Abb. 4.69 und 4.70; Tabelle 4.9).

Eine weitere wichtige Indikation sollte die präoperative Darstellung und exakte Lokalisierung der Stammvenenmündungen − speziell der V. saphena parva − und insuffizienter Perforansvenen *ohne* Phlebographie werden (s. auch [5]; Abb. 4.45, 4.46, 4.50 und 4.62).

Grundsätzlich muß auch hier die CW-Doppler-Sonographie immer vorausgehen, um ggf. die Duplexsonographie mit spezieller Indikation und/oder gezielter Fragestellung einzusetzen.

Untersuchung des venösen Systems

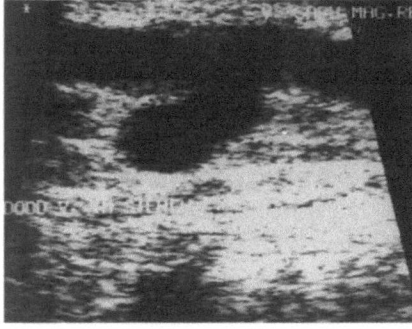
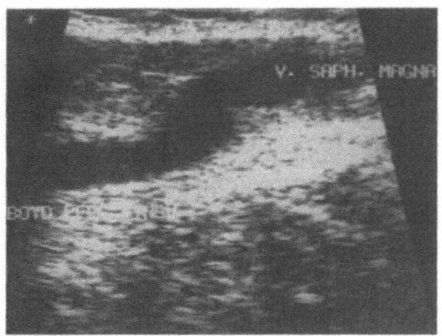

Abb. 4.62 a – c. Sonographische und duplexsonographische Untersuchungen von Perforansvenen. **a** H. J., w, 67 J.: Insuffiziente Dodd-Perforansvenen rechts, ⌀ am Abgang: 0,55 cm. **b** K. C., w, 50 J.: Insuffiziente Boyd-Perforansvene links. **c** D. R., w, 66 J.: Weite Boyd-Perforansvene links mit deutlichem Reflux bei Valsalva

Untersuchungstechnik
Wenn auch im Stehen die Beinvenen stark gefüllt und daher gut darzustellen sind (Abb. 4.61), wird die routinemäßige Untersuchung aus Gründen der Praktikabilität von uns meist im Liegen durchgeführt. Dabei kann besonders die V. femoralis communis oft weitgehend kollabieren, so daß zu deren Beurteilung immer ein Valsalva-Manöver herangezogen werden sollte. Die dabei bestimmten Diameter entsprechen etwa den im Stehen gemessenen (Tabelle 4.9) (s. 4.3.2).

Zur Darstellung der Stammvenenmündungen ist eine Untersuchung im Stehen einfacher.

Für die Duplexsonographie im Schultergürtel-, Inguinal-, Oberschenkel- und Unterschenkelbereich bewährt sich für das B-Bild am besten eine Sendefrequenz von 7,5 MHz. Bei sehr dicken Beinen kann eine Frequenz von 5 MHz erforderlich sein. Die Stammvenen und die Abgänge der Perforansvenen sind mit einer 10-MHz-Sonde besonders gut zu untersuchen.

Bei der B-Bild-Darstellung sollte das Gerät bezüglich der Empfangsverstärkung so eingestellt werden, daß das Lumen normaler Leitvenen eine geringe, gleichmäßige Echogenität aufweist (mitunter bewegen sich diese Echos in Richtung des Blutstroms).

Bei der Doppler-Analyse sollte *orthograde arterielle Strömung* immer *oberhalb* der 0-Linie und *orthograde venöse Strömung unterhalb* aufgezeichnet werden – unabhängig davon, wie der Doppler-Schallstrahl zur Gefäßlängsachse gehalten wurde, bzw. ob es sich jeweils um eine positive oder negative Doppler-Frequenzverschiebung handelte [25, 27]. Schließlich ist es dem außenstehenden Beurteiler der Bild- oder Kurvendokumentation unmöglich nachzuvollziehen, wie der jeweilige Untersuchungsgang ablief; er muß aber, gerade bei der Untersuchung der Venen, zweifelsfrei erkennen können, ob eine orthograde venöse Strömung oder ein Reflux vorliegt.

Besonders häufig wird sich die *Untersuchungsindikation für die Inguinal-Oberschenkel-Region* ergeben. Dabei wird von uns zunächst die A. femoralis communis exakt eingestellt – jeweils immer mit Doppler-Analyse –, dann nach proximal und distal verfolgt mit Darstellung der Bifurkation und der A. femoralis superficialis und gleichzeitiger Beobachtung der V. femoralis superficialis einschließlich der spontanen und induzierten Flußsignale. Schließlich wird die V. femoralis communis mit und ohne Valsalva-Manöver und möglichst mit der Einmündung der V. saphena magna, ggf. mit Vermessung der Diameter, sonographiert.

Die *Dokumentation der Duplexuntersuchung* erfolgt unter qualitativen und wirtschaftlichen Gesichtspunkten am besten mit *Videoaufzeichnung*. Bei der Einzelbilddokumentation reicht in der Mehrzahl der Fälle das große, detailgerechte B-Bild; nur bei bestimmten Fragestellungen oder Befunden sollte die gesamte Duplexdarstellung aus – kleiner – B-Bild- und Doppler-Analyse aufgenommen werden (bestimmte Refluxe; stenosierende oder teilrekanalisierte Thromben; verschließende, echoarme Thromben u. a.).

Wichtige Diameterwerte bei der duplexsonographischen Untersuchung des peripheren Venensystems

Speziell zur Beurteilung und Differenzierung der proximalen Beinveneninsuffizienz wurden venöse Diameter bei 200 Patienten mit geringfügiger bis ausgeprägter Varikosis bestimmt. Die Durchmesser wurden als reine Innendiameter vermessen – vergleichbar phlebographischen Untersuchungen, nicht nach der „Innen-außen-Methode". Sie sind in Tabelle 4.9 wiedergegeben. Korrelationen zur Körperlänge wurden noch nicht systematisch ausgewertet; sie bestehen – speziell bei Männern – in geringem Umfang.

Durchmesser der V. femoralis communis zwischen 13,5 und 15,0 mm werden von uns z. B. als „mittelgradige Dilatation" bewertet (Tabelle 4.9). Sie gehen oft mit einem gering bis mäßig ausgeprägten Reflux einher und korrelieren dann eng mit Symptomen einer venösen Abschöpfungsstörung (Stauungssymptomatik). Die maximalen gefundenen Werte lagen bei 26 mm.

Perforansvenen waren bei ausgeprägter Insuffizienz meist gut darstellbar und zu vermessen (⌀ 3–5 mm), während uns dies bei Normalbefund (⌀ 2–3 mm) nicht immer gelingt.

4.3.1 Tiefe Venenthrombose

Während der Internist in der Klinik das Problem Venenerkrankung fast ausschließlich in Form der tiefen Venenthrombose erlebt, erfährt der niedergelassene Angiologe tagtäglich die außerordentliche qualitative und quantitative Bedeutung der degenerativ-dilatativen Phlebopathien (Tabelle 4.7) – von der einfachen Varize über die frühen Formen der Leitveneninsuffizienz bis zur fortgeschrittenen chronischen Veneninsuffizienz [26, 29].

Dennoch soll hier zunächst wegen der mitunter dramatischen Symptomatik, dem potentiell lebensbedrohlichen Risiko der Lungenembolie und der praktischen Bedeutung in der differentialdiagnostischen Abklärung von Beinbeschwerden auf die duplexsonographische Erkennung der tiefen Venenthrombose näher eingegangen werden.

Die entscheidenden Vorteile der Duplexsonographie liegen darin, daß der Thrombus ggf. positiv nachgewiesen werden kann, mit der Möglichkeit einer sonographischen Strukturbeurteilung (ältere und frischere Anteile), daß unmittelbar eine hämodynamische Analyse durchgeführt werden kann [hochgradige Stenose (Abb. 4.66), Verschluß, Hämodynamik der vor-, nach- und parallelgeschalteten Strombahnen (s. 3.3.1)] und daß Umgebungsstrukturen beurteilt werden können (Kompression von außen, differentialdiagnostische Abklärungen).

Untersuchungstechnik

Untersucht wird zunächst immer am ruhig, entspannt liegenden Patienten, speziell bei Verdacht auf Bein-Becken-Venenthrombose, aber auch bei Arm-Schultergürtel-Venenthrombose (Abb. 4.48 und 4.63).

Nach vorausgegangener klinischer und doppler-sonographischer Untersuchung (s. 3.3.1) wird bei der Duplexsonographie der unteren Extremität immer in der Leistenbeuge begonnen, wobei nicht nur die V. femoralis communis mit Magnamündung (Abb. 4.63) und die proximale V. femoralis superficialis analysiert werden, sondern immer auch die V. iliaca externa soweit nach proximal, wie dies gut gelingt (Abb. 4.66).

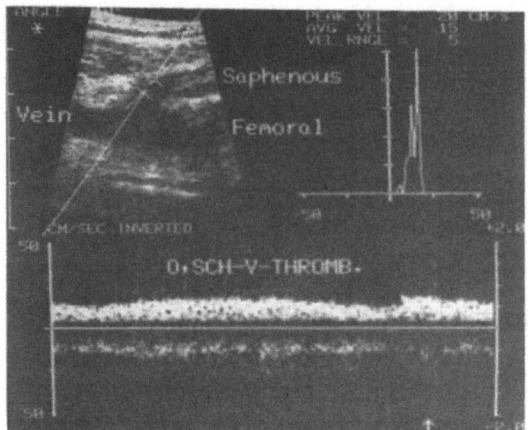

Abb. 4.63. S. A., m, 18 J.: Frische Oberschenkelvenenthrombose rechts nach Knieverletzung. Ausgeprägte Kollateralzirkulation in der V. saphena magna

Abb. 4.64. T. L., w, 49 J.: Z. n. tiefer Unterschenkelvenenthrombose rechts. *A* A-Geräusche

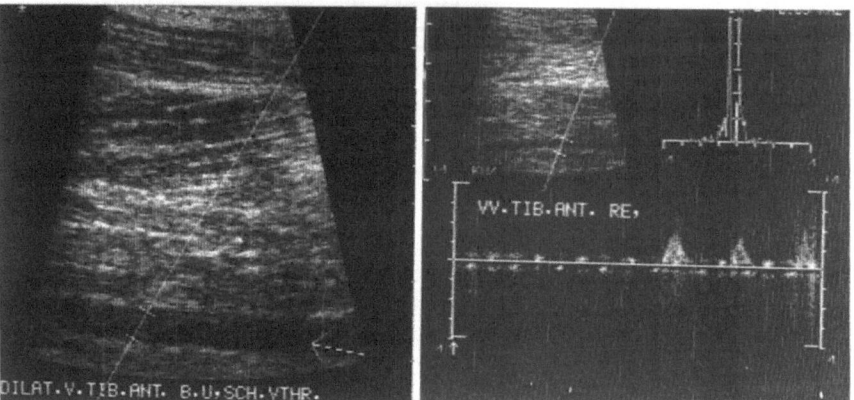

Dann wird die V. femoralis superficialis bis zum Adduktorenkanal beschallt, wobei besonders bei dickem Oberschenkel die Darstellung im mittleren bis distalen Abschnitt schwierig sein kann; zur sicheren Identifikation werden wiederholt A-Geräusche ausgelöst (Abb. 4.50).

Zur Untersuchung der Regio poplitea hat sich uns besonders die Seitlage mit leicht abgewinkeltem Knie bewährt.

Normale Unterschenkelvenen können am besten im Sitzen visualisiert werden, während thrombosierte (dilatierte) Venen meist auch im Liegen gut erkannt werden können (Abb. 4.64). Leitgebilde für die A. und Vv. tibiales anteriores ist die Membrana interossea (Beschallung bevorzugt von ventral), für A. und Vv. tibiales posteriores die Dorsalseite der Tibia und für den fibularen Faszikel die Fibula (Abb. 4.26). Die Gastroknemiusmuskelvenen können oberflächennah in der Gastroknemiusmuskulatur proximal an der Wade beschallt werden.

Diagnostische Kriterien

Parameter und Kriterien zum Nachweis einer tiefen Venenthrombose sind in Tabelle 4.8 aufgeführt. Dem Kriterium *Kompressibilität* kommt dabei eine ganz entscheidende Bedeutung zu. Während normale Venen mit leichtem bis mäßigem Sondendruck meist völlig zu komprimieren sind, sind thrombosierte Venen a) relativ weit infolge Stauung während der zunehmenden Thrombosierung und b) nicht kompressibel (Abb. 4.65). Ganz frisch thrombosierte Venen scheinen nach unseren Untersuchungen noch eine geringe Komprimierbarkeit um ca. ein Drittel des Lumens (noch offenes randständiges Restlumen und/oder geringe Kompressibilität des frischen Thrombus) aufzuweisen (s. unten). Die Sondenkompression in der distalen Oberschenkelhälfte gelingt oft nur dann zuverlässig, wenn mit der zweiten Hand eine Gegenkompression von dorsal durchgeführt wird. Manche Autoren räumen dem Kriterium Kompressibilität einen so hohen Stellenwert ein („Kompressionssonographie"), daß sie die Doppler-Analyse für überflüssig erachten [10, 11]. Nach den eigenen Erfahrungen sollte auf die hämodynamische Untersuchung mittels Doppler *niemals* verzichtet werden, da bei der ganz frischen Thrombose eine Restkomprimierbarkeit, bei der alten Thrombose mit fortschreitender Rekanalisation eine erneute Komprimierbarkeit (Abb. 4.54) vorliegt, da bei schwierigen Beschallungsbedingungen – z. B. sehr dicker Oberschenkel – der Verschluß und vor allem die fehlende Thrombose erst damit sicher diagnostiziert werden kann, da eine Verwechslung mit der begleitenden – nicht komprimierbaren – Arterie sicher ausgeschlossen und Thrombusanfang und -ende präziser festgelegt werden können (vgl. auch Abb. 4.66). Die Dilatation einer frisch thrombosierten Vene tritt zwar typischerweise auf; da aber der Ausgangsdiameter üblicherweise nicht bekannt ist (z. B. vorbestehende dilatativ-degenerative Phlebopathie), handelt es sich doch um ein unsicheres Kriterium.

Die Thrombosediagnostik erreicht mittels Duplexsonographie bei Berücksichtigung der angeführten diagnostischen Kriterien einen außerordentlich hohen Grad an Sensitivität und Spezifität (Tabelle 4.10, 11), wobei der positive Nachweis der Thrombose praktisch völlig sicher ist und die Duplexsonographie der Phlebographie in manchen Fällen eindeutig überlegen ist [z. B. bei vollständiger Thrombosierung eines Schenkels einer gedoppelten Vene (Abb. 4.75) oder bei Wadenmuskelvenenthrombosen].

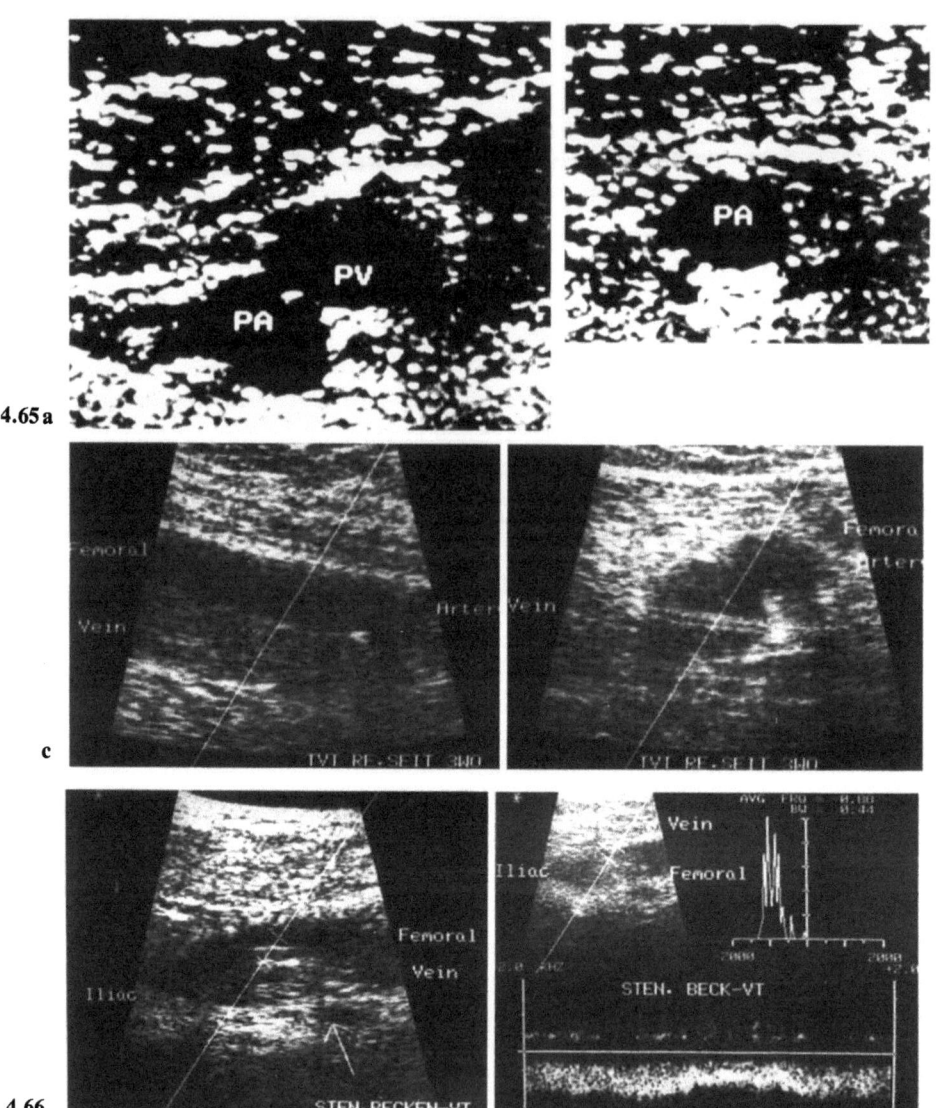

Abb. 4.65 a–d. „Kompressionssonographie". **a, b** Kompressionstest an der rechten V. poplitea: Normalbefund mit guter Komprimierbarkeit, *PA* A. poplitea, *PV* V. poplitea. **c, d** S.E., m, 83 J.: Thrombose der V. femoralis rechts seit 3 Wochen, längs und quer – Vene nicht kompressibel

Abb. 4.66. R.E., m, 62 J.: Frische, hochgradig stenosierende Thrombose der distalen V. iliaca externa links (im Schwarz-weiß-Bild schwierig abgrenzbar). In den Folgetagen trotz Antikoagulation Ausbildung einer ausgedehnten Beinvenenthrombose; kein Malignom (18monatige Nachbeobachtung)

Tabelle 4.10. Duplex-/sonographischer Nachweis der tiefen Beinvenenthrombose

	Sensitivität	Spezifität
Oberschenkel (femoropopliteal)	*96,8% ± 2,1*	*98,8% ± 1,0*
Unterschenkel	*78,3% ± 13,4*	*90,3% ± 8,6*

[5 Studien aus der Literatur (Ultraschall in Klinik und Praxis, Suppl. 1 (1989)) und eigene Untersuchungen; insges. 559 Patienten. Methodik: Sonogr., Duplex, Farb-Duplex].

Tabelle 4.11. Vergleichende Diagnostik der tiefen Beinvenenthrombose

	USD	Duplex	Phlebographie
	(phlebographisch kontrollierte Studien, einschl. eigene)		(post-mortem-Studie, 1969)
	proximal		
Sensitivität (Thrombosennachweis)	84% (76–94%)	97% (95–99%)	89%
Spezifität (Nachweis Normalbefund)	87% (78–91%)	99% (97–100%)	97%
	Unterschenkel (symptomatische Patienten)		
Sensitivität	etwa wie oben bei	78% (65–92%)	hoch bei guter
Spezifität	aufwend. Untersuch.	90% (81–99%)	Technik (s.o.)

Thrombusaltersbestimmung

Während die duplexsonographische Diagnostik der femoropoplitealen Venenthrombose mit einer Sensitivität von 97% und einer Spezifität von 99% äußerst zuverlässig ist (Tabelle 4.10), sind die Erfahrungen über die für Therapieentscheidungen so wichtige Bestimmung des Thrombusalters beschränkt und unterschiedlich [7, 30].

Wir haben daher versucht, neben den Untersuchungen an klinisch gut definierten tiefen Venenthrombosen am *Modell der therapeutischen Verödungsreaktion* von Stammvarizen eine duplexsonographische Altersbestimmung venöser Thromben durchzuführen [30]. Obwohl die Verödungsreaktion einige Strukturbesonderheiten aufweist (massive Schädigung der Venenwand, erythrozytenreicher, auffällig fibrinarmer Gerinnungsthrombus [30]), hat dieses Modell entscheidende Vorteile: Das Alter dieser Thromben ist auf den Tag genau bekannt, und die sonographische Morphologie ist durch die oberflächliche und genau bekannte Lokalisation über einen längeren Zeitraum gut zu studieren.

Tabelle 4.12. Ansätze zur duplexsonographischen Altersbestimmung venöser Thromben am Modell der therapeutischen Verödungsreaktion

Thrombusalter	2–3 Tage	1 Woche	2 Wochen	3–5 Wochen	3–4 Monate	Normalbefund
Echogenität des Thrombus	Gleichmäßig etwas vermehrt	Lockeres bis mäßig dichtes, meist gleichmäßig verteiltes Reflexmuster	Lockeres bis mäßig dichtes, meist gleichmäßig verteiltes Reflexmuster	Dichtes, gleichmäßiges Reflexmuster, oft mit echoarmen Bezirken	Sehr dichtes, gleichmäßiges Reflexmuster, mitunter Rekanalisationen	Ganz diskretes und gleichmäßiges Echomuster (geringer als in Arterie, mitunter Flußphänomene)
Kompressibilität	Gering (oder nicht) kompressibel (um etwa 1/3)		Nicht kompressibel		Nicht oder bei Rekanalisation vermindert kompressibel	Leicht kompressibel
Venendiameter	(Erweitert) (Je nach Verbandstechnik)	Erweitert	Erweitert	Erweitert	Mäßig erweitert, soweit abgrenzbar	V. saphena magna 4 ± 1 mm; V. femoralis communis 10,8 ± 1,6 mm; V. femoralis superfacialis 10,1 ± 1,5 mm
Gefäßwandveränderungen	Innere Begrenzung echodicht, z.T. aufgelockert, verbreitert	Unregelmäßig, vermehrt echodicht, deutlich verbreitert	Venenwand lumenwärts scharf abgrenzbar, unregelmäßig, stark verdickt	Venenwand lumenwärts nicht scharf abgrenzbar (ausgefranst), unregelmäßig, stark verdickt	Venenwand nicht abgrenzbar	Lumenwärts glatt begrenzt, schmale Gefäßwand, oft mit sonographischen „Schichten"
Strömungsuntersuchungen	Fehlender Spontanfluß; Fehlende oder ganz schwache A-Geräusche	Fehlender Spontanfluß; Fehlende A-Geräusche	Fehlender Spontanfluß; Fehlende A-Geräusche	Fehlender Spontanfluß; Fehlende A-Geräusche	Fehlender Spontanfluß oder schwache Flußsignale bei Rekanalisation; Fehlende A-Geräusche	Kein bis schwacher, atemabhängiger Spontanfluß, deutliche A-Geräusche

Tiefe Venenthrombose 111

Folgende Parameter und Kriterien wurden überprüft: Echogenität des Thrombus (Dichte, Homogenität), Kompressibilität, Venendiameter, Gefäßwandveränderungen, strömungsfunktionelle Gegebenheiten. Die Ergebnisse sind in Tabelle 4.12 zusammengefaßt.

In der Mehrzahl der Fälle ergibt sich eine gute Korrelation zwischen Echogenität des Thrombus und Gefäßwandveränderungen einerseits und Thrombusalter; die Thrombusaltersbeurteilung wird wesentlich bereichert, z. B. gegenüber der durch die direktionale Doppler-Sonographie (Tabelle 3.10). In Einzelfällen ergeben sich aber auch erhebliche, überraschende Abweichungen (vgl. Abb. 4.67), so daß z. B. bei der Indikationsstellung zur Thrombolyse mit

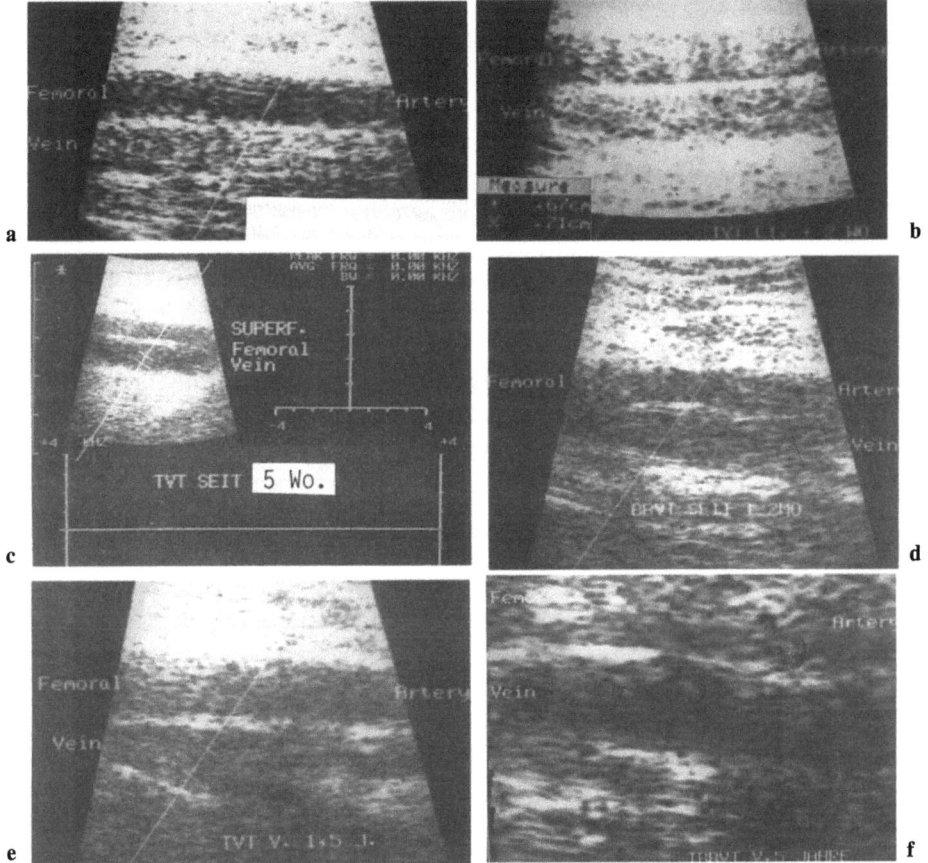

Abb. 4.67. Beinvenenthrombosen unterschiedlichen Alters (1 (**a**), 2 (**b**), 5 Wochen (**c**), 2 Monate (**d**), 1,5 (**e**) und 5 Jahre (**f**)) mit z. T. altersentsprechend nicht typischer Echogenität (B-Bild-Aufnahmen teilweise wegen Belichtungsautomatik überbelichtet). Bei der 5 Jahre alten Thrombose (**f**) bestehen jedoch auch Rekanalisationsstrecken (typisches postthrombotisches Bild)

Plasminogenaktivatoren [26] vor einer Überbewertung sonographischer Kriterien zur Thrombusaltersbestimmung gewarnt werden muß. So können frische Thromben mitunter eine gleichmäßige, deutliche Echogenität aufweisen (vergleichbar einem „Schneegestöber") und einige Wochen alte Thromben größere ganz echoarme Bezirke ohne Doppler-Flußsignale (Abscheidungsphänomen durch Thrombusretraktion?), von den Rekanalisationskanälen älterer Thromben – mit schwachen Doppler-A-Geräuschen – ganz abgesehen (Abb. 4.54, 4.55, 4.60 und 4.67).

Ein relativ konstantes Kriterium für 2–3 Tage alte, also ganz frische Thromben war eine geringe Restkompressibilität um etwa ein Drittel des Ausgangsdurchmessers (Tabelle 4.12).

4.3.2 Differenzierte Beurteilung der „proximalen Beinveneninsuffizienz"

Proximale Beinveneninsuffizienz bedeutet, daß in der V. femoralis communis bei intraabdomineller Drucksteigerung, z. B. durch ein Valsalva-Manöver, ein relevanter Reflux entsteht [26]. Dieser Befund ist leicht und häufig durch die konventionelle Doppler-Sonographie im Liegen zu erheben [25, 27], aber so großzügig definiert wenig aussagefähig. Bereits die Abgrenzung zwischen relevantem oder unbedeutendem Reflux und normalem Initialreflux zum Klappenschluß ist nicht übereinstimmend definiert; wir erachten beispielsweise Refluxe bis 1 Sekunde als normal und über 2 Sekunden als befundungswürdig [25, 27]. Vor allem können sich aber hinter der „proximalen Beinveneninsuffizienz" vom kurzen Reflux mit Auffüllung einer dilatierten V. femoralis communis über die isolierte Krossen-/Venenstern-/Magnainsuffizienz, zur isolierten Muskelveneninsuffizienz (V. profunda femoris) bis zur ausgedehnten Leitvenen- und kombinierten Leit- und Stammveneninsuffizienz (evtl. zusätzlich noch mit Muskelveneninsuffizienz) (Abb. 4.68, 4.69, 4.71, 4.72 und 4.73) verschiedene venöse Funktionsstörungen mit sehr unterschiedlicher Genese, Hämodynamik, pathophysiologischer Auswirkung und prognostischer Bedeutung verbergen.

In diesem Zusammenhang muß die (tiefe) *Leitveneninsuffizienz* einschließlich der kombinierten Krankheitsbilder wegen der besonderen Auswirkungen auf die venöse Hämodynamik hervorgehoben werden [29].

Daß es eine Dilatation der tiefen Beinvenen mit Klappeninsuffizienz gibt, ist lange bekannt und wurde üblicherweise mit der primären epifaszialen Stammvarikosis mit Insuffizienz der Perforansvenen in unmittelbaren Zusammenhang gebracht [29]. Dies führte auch zu der zwar didaktisch eingängigen, aber nicht völlig korrekten Bezeichnung „tiefe Varikosis" [26]. Geläufig ist auch die Insuffizienz der tiefen Venen im Rahmen des postthrombotischen Syndroms infolge Rekanalisation mit Zerstörung der Venenklappen (sekundä-

Differenzierte Beurteilung der „proximalen Beinveneninsuffizienz"   113

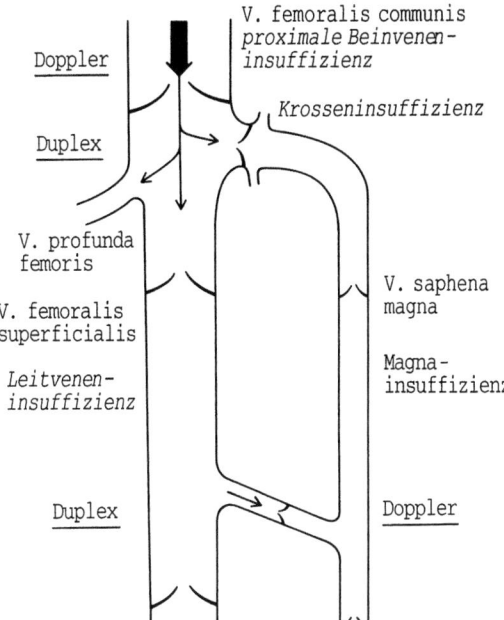

Abb. 4.68. Differenzierung der proximalen Beinveneninsuffizienz

re Leitveneninsuffizienz) (Abb. 5.15 und 5.16; [26]). Wenig Gesichertes wissen wir dagegen über die frühen Veränderungen und ersten klinischen Symptome und die zeitliche und topographische Entwicklung der degenerativ-dilatativen („primären") Leitveneninsuffizienz (LVI) (vgl. Abb. 4.69).

Zur Klinik der Leitveneninsuffizienz (LVI)

Da diese Diagnose bislang oft nicht oder nicht frühzeitig gestellt wird, existieren nur beschränkte Erfahrungen über die Symptomatik der frühen Stadien. Folgende Symptome sollten auf jeden Fall an eine LVI denken lassen und eine weiterführende Diagnostik einschließlich Duplexsonographie veranlassen:

- allmählich sich entwickelnder, diffuser Beinschmerz, Charakter dumpf, drückend, unter Orthostase zunehmend, Besserung im Liegen, bei Bewegung, unter Kompression; Beschwerden besonders in der zweiten Tageshälfte und im Sommer ausgeprägter;
- nachfolgend langsame Entwicklung einer chronischen Veneninsuffizienz (CVI) mit Ödem als frühem Leitsymptom; evtl. Hyperpigmentierung im Fesselbereich (CVI 2. Grades) ohne Varikosis;
- vorausgehend, begleitend oder später Entwicklung einer oberflächlichen und transfaszialen Varikosis.

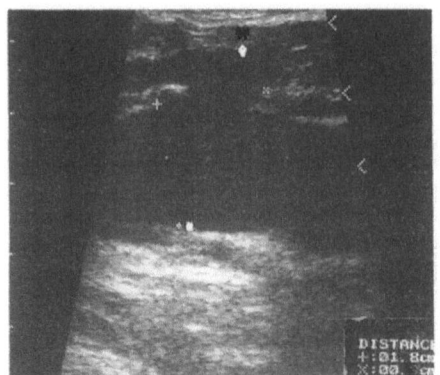

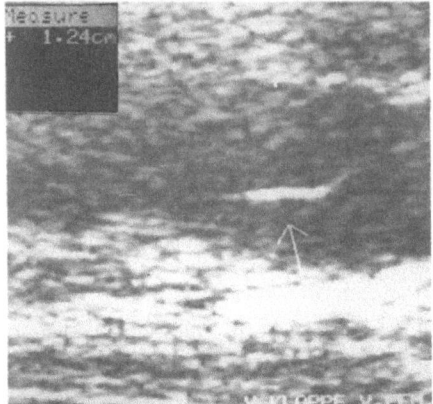

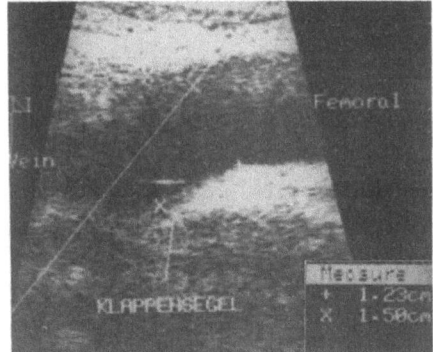

Abb. 4.69 a–c. Darstellung der V. femoralis communis mit Magnamündung im Rahmen der Abklärung der proximalen Beinveneninsuffizienz mit Valsalva-Manöver. **a** Vermessung der V. femoralis communis proximal der Magnamündung (+..+, dilatiert auf 1,8 cm) und der Magnakrosse (×..×, 0,6 cm, grenzwertig normal) mit V. epigastrica superficialis. **b** Normale V. femoralis communis (⌀ 1,24 cm) mit geschlossener Klappe; keine proximale Beinveneninsuffizienz. **c** Dilatierte V. femoralis communis (⌀ 1,5 cm in Höhe des Klappenrings) mit schlußunfähiger Klappe und proximaler Beinveneninsuffizienz

Differenzierte Beurteilung der „proximalen Beinveneninsuffizienz" 115

Zur Pathogenese und Pathophysiologie der Leitveneninsuffizienz

Unsere bisherigen duplexsonographischen Verlaufsbeobachtungen legen folgende pathogenetische Entwicklung nahe:
Zunächst findet sich eine primär degenerative Dilatation der tiefen proximalen Beinvenen, die bei entsprechenden Druckspitzen besonders unter orthostatischer Belastung (Beruf!) zu einer „relativen Insuffizienz" der proximalen Venenklappen führt (vgl. 4.69 und 4.70). Mit Fortschreiten der Dilatation entwickelt sich die „frühe Inkompetenz" der proximalen Beinvenen mit Refluxen um 2 Sekunden bei der Doppler-Sonographie unter dem Valsalva-Preßversuch [25, 27, 29].

In diesem Stadium bestehen noch deutliche tageszeitliche, zyklische und exogen – z.B. durch die Umgebungstemperatur – bedingte Schwankungen des Refluxbefunds. Im weiteren Verlauf kommt es durch zunehmende und nach distal fortschreitende Dilatation der Leitvenen mit Klappeninsuffizienz zum Vollbild der Leitveneninsuffizienz mit einer Insuffizienzstrecke bis zum poplitealen Bereich („femoropopliteales Kinking" im Phlebogramm [12]) mit allmählicher Einbeziehung wichtiger Perforansvenen und/oder der Stammvenenmündungen (Abb. 4.71 und 4.72). Dies führt unter orthostatischer Belastung zu einer verminderten venösen Druckabschöpfung (orthostatische venöse Dauerhypertonie).

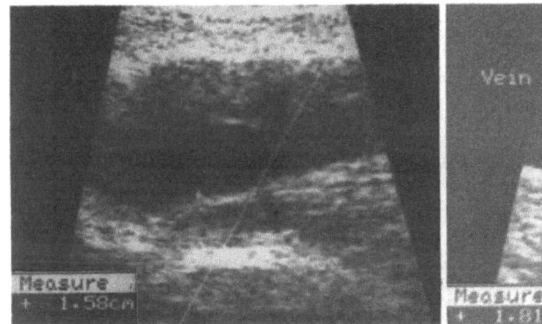
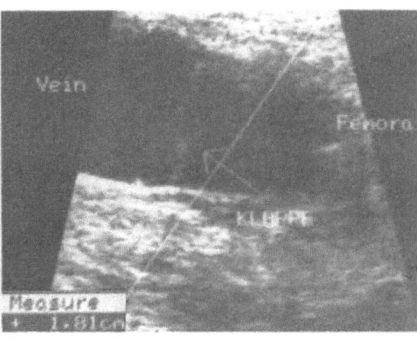
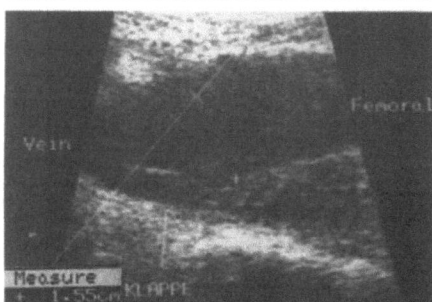

Abb. 4.70a–c. Dilatierende Phlebopathie und Leitveneninsuffizienz. a R.T., m, 46 J.: Noch suffiziente Klappe; b S.H., m, 46 J.: „aufgebrauchte" Klappe; c G.K., m, 25 J.: insuffiziente Klappe

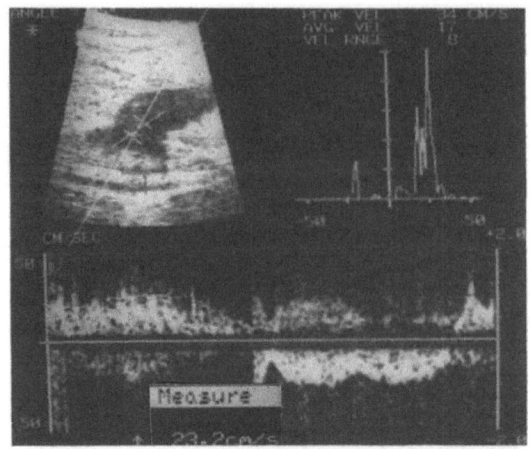

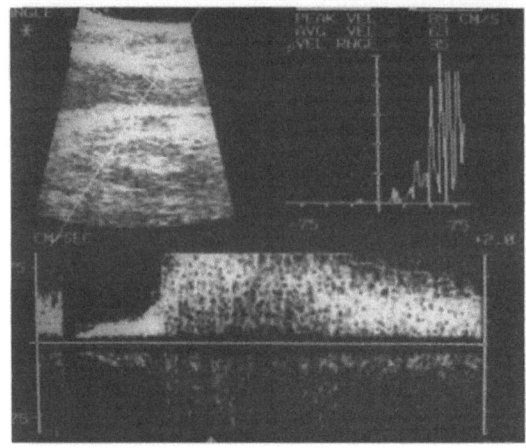

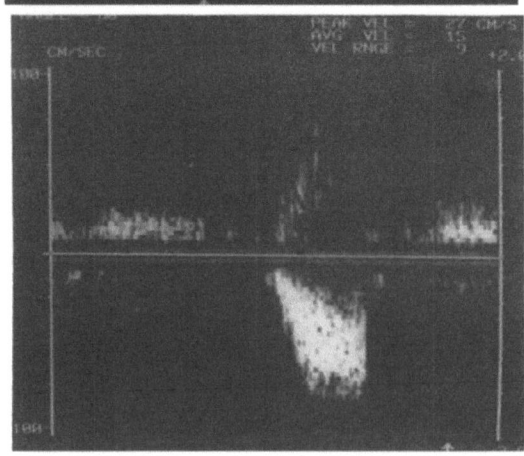

Abb. 4.71. L. G., w, 41 J.: Varikosis, ausgeprägte proximale Beinveneninsuffizienz mit ausgedehnter Magnainsuffizienz (**a, b**) und mäßiger proximaler Leitveneninsuffizienz (**c**)

Differenzierte Beurteilung der „proximalen Beinveneninsuffizienz" 117

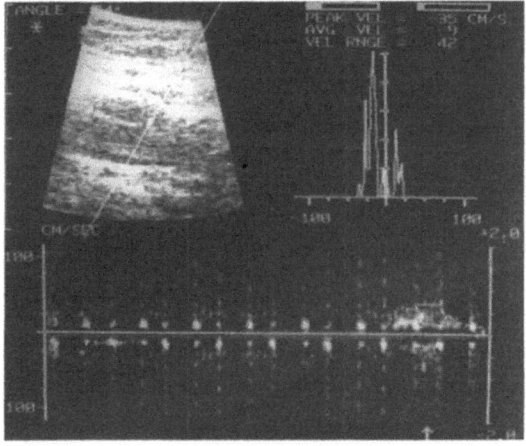

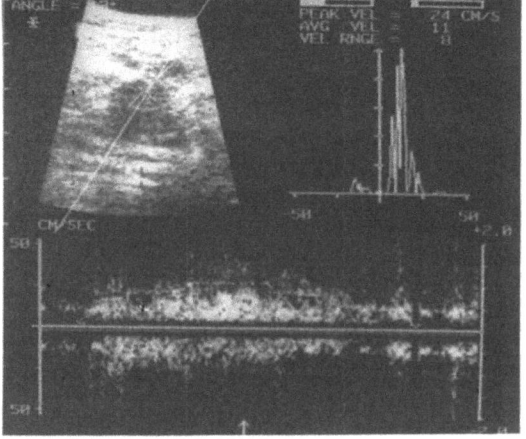

Abb. 4.72a, b. M. J., w, 51 J.:
a Mäßige proximale Leitveneninsuffizienz; b deutliche Magna-Krosseninsuffizienz

Nicht selten kann sich eine LVI auch infolge der Volumenüberlastung bei ausgeprägter extra- und transfaszialer Varikosis mit Pendel- und Rezirkulationskreisläufen über die insuffizienten Perforansvenen entwickeln [26] (begleitende LVI bei extra- und transfaszialer Varikosis). Davon abzugrenzen ist die sekundäre postthrombotische LVI infolge thrombotisch bedingter Klappenzerstörung [26].

Die fortschreitenden Stadien der LVI führen durch die chronische orthostatische venöse Hypertonie über eine Störung der mikrozirkulatorischen Austauschprozesse zur chronischen Veneninsuffizienz in all ihren Graden [26].

Es kann allerdings bisher noch nicht als geklärt angesehen werden, ob die LVI meist vor, gleichzeitig, oder nach der Ausbildung einer epi- und transfaszialen Veneninsuffizienz, oder ob sie auch isoliert auftreten kann.

Diagnostisches Vorgehen bei proximaler Beinvenen- und Leitveneninsuffizienz

Die Phlebographie erlaubte bislang eine recht zuverlässige Diagnostik der ausgeprägteren und ausgedehnteren Formen der Leitveneninsuffizienz, wobei diese Untersuchung technisch bedingt üblicherweise von distal nach proximal beurteilt (aszendierende Phlebographie) [12] und wegen der Risiken und Belastungen des invasiven Eingriffs [26] immer einer speziellen Indikation – meist der Vorbereitung der Varizenchirurgie – bedarf. Die Phlebographie ist nie für eine Basisdiagnostik bei „unklaren Beinbeschwerden" oder zur weiteren Differenzierung des Befunds einer proximalen Beinveneninsuffizienz angezeigt. Aber gerade hinter diesen Befunden können sich möglicherweise oft die frühen Stadien der Leitveneninsuffizienz verbergen, die sich bisher meist dem diagnostischen Zugriff entzogen haben.

Aus diesem diagnostischen Dilemma mit potentiellen therapeutischen Konsequenzen kann die nichtinvasive Duplexsonographie heraushelfen. Wichtig erscheint in diesem Zusammenhang, daß der entsprechende Untersuchungsgang der Duplexsonographie üblicherweise von proximal nach distal fortschreitet, wie es wahrscheinlich ja auch der Entwicklungsrichtung der primären Leitveneninsuffizienz entspricht (s. Abb. 4.70, 4.71, 4.72 und 4.73).

Der Duplexsonographie geht immer die direktionale Doppler-Sonographie im Liegen voraus (s. 3.3), die den Befund einer proximalen Beinveneninsuffizienz und ggf. auch einer Magnainsuffizienz ergeben hat. Mit aufwendiger Untersuchungstechnik lassen sich selbstverständlich auch Refluxe in der V. femoralis superficialis bis zur V. poplitea nachweisen.

Bei der folgenden Duplexuntersuchung der Inguinal-Oberschenkel-Region wird zunächst, ebenfalls im Liegen, die A. femoralis communis exakt eingestellt – jeweils immer mit Doppler-Analyse –, dann nach proximal und distal verfolgt mit Darstellung der Bifurkation und der A. femoralis superficialis mit gleichzeitiger Beobachtung der V. femoralis superficialis. Schließlich werden die V. femoralis communis mit und ohne Valsalva-Manöver und möglichst mit der Einmündung der V. saphena magna sonographiert und die Diameter vermessen (Abb. 4.69, 4.70 und 4.71). Als entscheidende Untersuchung wird die proximale V. femoralis superficialis eingestellt und auf Refluxe beim Preßversuch in verschiedenen Höhen überprüft (Abb. 4.71 und 4.72). Je nach Befund werden auch noch die Magna-Krosse und die V. profunda femoris auf Refluxe überprüft (Abb. 4.73), was den Zeitaufwand der Untersuchung wesentlich erhöht. Eine untersuchungstechnische Erleichterung kann dabei die farbkodierte Duplexsonographie bringen (Abb. 5.12 und 5.14; s. 5.3).

Diameter der V. femoralis communis zwischen 13,5 und 15,0 mm, als „mittelgradige Dilatation" bewertet (Tabellen 4.9 und 4.13), gehen oft mit einem gering bis mäßig ausgeprägten Reflux infolge Schlußunfähigkeit der proximalen

Differenzierte Beurteilung der „proximalen Beinveneninsuffizienz" 119

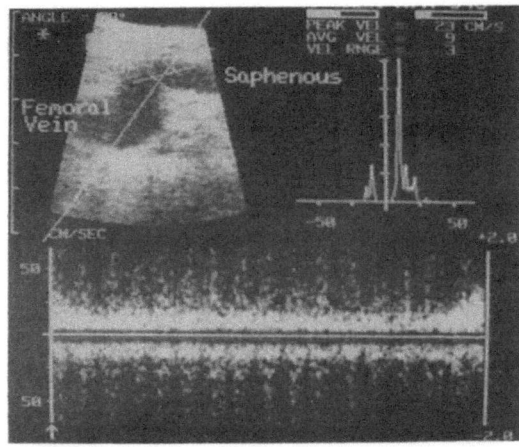

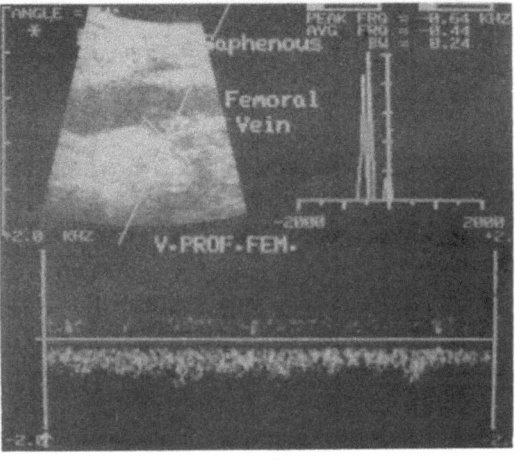

Abb. 4.73 a, b. L. M., w, 54 J.: Proximale Beinveneninsuffizienz links bei Krossen-Magna-Insuffizienz (**a**) und Insuffizienz der V. profunda femoris (**b**). Jeweils lange anhaltende Refluxe beim Valsalva-Manöver (in V. profunda femoris (**b**) nach unten aufgezeichnet)

Tabelle 4.13. Vorschlag zur Einteilung der proximalen Leitveneninsuffizienz, am Beispiel der V. femoralis communis

Stadium	Diagnose	Durchmesser der V. femoralis communis [mm]	Refluxdauer [s]	Refluxvolumen [ml]
0	Normalbefund	bis 12,4	bis 1	bis 14
I	Geringgradige LVI	12,5 – 13,5	1 – 2	~25
II	Mäßiggradige LVI	13,6 – 15,0	2 – 4	~82
III	Ausgeprägte LVI	>15	>4	~275

Venenklappen einher (Abb. 4.69 und 4.70) und korrelieren eng mit Symptomen einer venösen Abschöpfungsstörung („Stauungssymptomatik"). Die Diagnose „Leitveneninsuffizienz" darf sich aber nie ausschließlich auf Diametermessungen begründen; es muß *immer* auch noch ein Reflux in diesen Venen nachgewiesen werden können. Die Diametervermessung, ohnehin noch nicht ausreichend standardisiert, ist in einzelnen Fällen auch schwierig (Abb. 4.74); und beim *postthrombotischen Syndrom* finden wir oft ein schmales Lumen bei typischen Wandveränderungen (Abb. 4.54 und 4.55) mit erheblicher Leitveneninsuffizienz (Abb. 4.75).

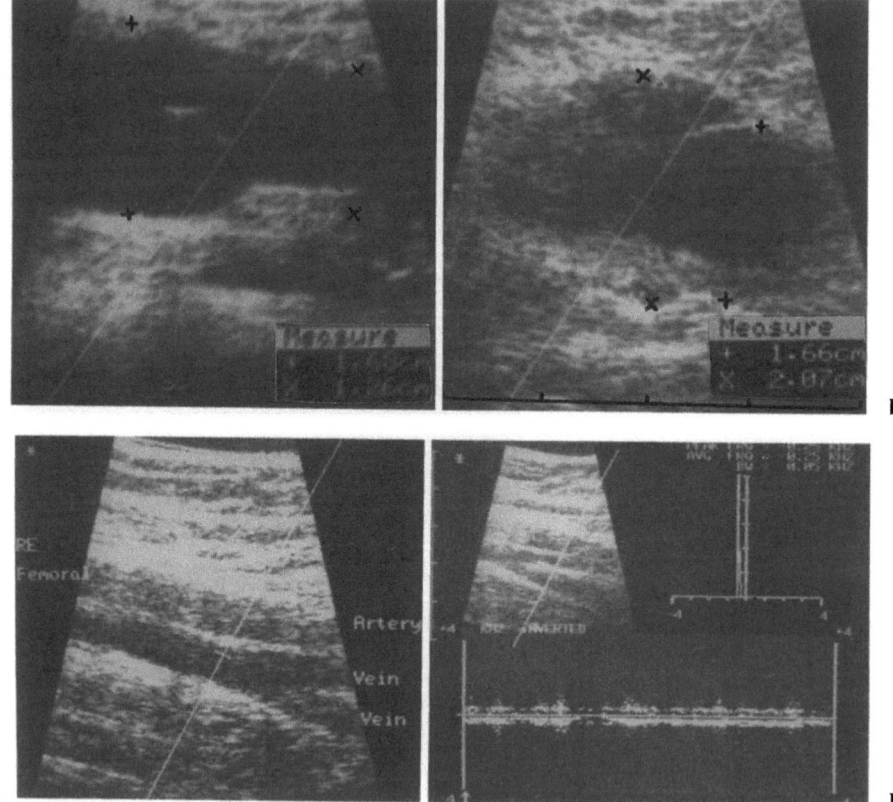

Abb. 4.74a, b. Probleme bei der Diameterbestimmung der V. femoralis communis. **a** S. P., w, 23 J.: Klappe in proximaler V. femoralis communis mit großem Klappenbulbus, aber normalem Klappenring (suffizient); **b** L. H., m, 42 J.: Klappe in proximaler V. femoralis communis mit großem Klappenbulbus und erweitertem Klappenring (insuffizient)

Abb. 4.75a, b. K. H., w, 49 J.: Seit 3 Tagen unklare Beinbeschwerden rechts. CW-Doppler-Sonographie: S-Geräusch in der V. saphena magna rechts am Oberschenkel; a, b Duplexsonographie: gedoppelte V. femoralis superficialis rechts mit Thrombose des arterienfernen Schenkels

Zusammenfassende Bewertung

War die Leitveneninsuffizienz als pathophysiologisch bedeutsamster Teil einer proximalen Beinveneninsuffizienz früher eine Diagnose, die höchstens zufällig bei einer aus anderen Gründen indizierten Phlebographie von einem sehr erfahrenen Untersucher gestellt wurde, kam sie durch den recht einfachen Nachweis des Refluxes in den tiefen proximalen Beinvenen durch die direktionale Doppler-Sonographie („proximale Beinveneninsuffizienz") wenigstens bei phlebologisch versierten Ärzten häufiger zur Feststellung [26, 27]. Aber erst die Duplexsonographie ermöglicht auch den raschen, risikofreien Nachweis der frühen Stadien mit geringen bzw. kurzdauernden Refluxen aber deutlichen Dilatationen der proximalen tiefen Beinvenen (Abb. 4.71 und 4.72).

Damit können nun häufig Patienten mit unklaren „Stauungsbeschwerden" der Beine unter orthostatischer Belastung einer exakten Diagnose zugeführt werden.

Tabelle 4.13 zeigt den Versuch einer *Stadieneinteilung der Leitveneninsuffizienz*.

Diese Einteilung ließe sich noch um die Refluxstrecke erweitern, deren Bestimmung aber einen deutlich höheren diagnostischen Aufwand erfordert. Dabei würde Stadium I einen Reflux bis in die proximale V. femoralis superficialis („frühe Inkompetenz"), Stadium II bis zur distalen V. femoralis superficialis und Stadium III bis einschließlich V. poplitea (und Unterschenkel) beinhalten (vgl. Abb. 5.12, 5.13, 5.14 und 5.15).

Folgende klinische Aspekte erscheinen bezüglich des Krankheitsbilds der LVI in Abgrenzung von der proximalen Beinveneninsuffizienz besonders bedeutsam:

- Verifizierung der unter Orthostase – vor allem infolge Stehbelastung am Arbeitsplatz – symptomatischen Frühformen, die durch einfache klinische Untersuchungen nicht zu erkennen sind und entsprechende therapeutische und sekundär-prophylaktische Konsequenzen fordern. Auch der Nachweis der asymptomatischen Formen wäre wichtig im Sinne der Verlaufsbeobachtung und möglicher prophylaktischer Maßnahmen zur Verhütung einer chronischen Veneninsuffizienz.
- Die therapeutische Konsequenz bei den symptomatischen Formen mit Ödem und Beschwerden muß immer die Kompressionsbehandlung sein (Schenkelstrumpf – zumindestens in der kühlen Jahreszeit und bei stehender Berufsausübung).
- Differenzierte Prognosebeurteilung für die Varizenchirurgie, da bei LVI, die die Etage der Dodd-Perforansvenen erreicht hat, fast regelmäßig mit dem Neuauftreten von Varizen über Insuffizienzen von Perforansvenen zu rechnen ist (s. auch Abb. 4.53); dabei sollte dann besonders auf strenge Indika-

tionsstellung, sorgfältige Patientenaufklärung und zusätzliche Kompressionstherapie post operationem besonders bei orthostatischer Belastung geachtet werden. Schlechte Dauererfolge einer technisch guten Strippingoperation korrelieren im eigenen Patientengut retrospektiv eng mit dem Vorliegen einer LVI.

– Für die seltene Indikationsstellung zur alleinigen Sklerosierungstherapie einer proximalen Stammvarikosis bedeutet der Nachweis einer LVI eine relative Kontraindikation, da die frühe Rezidivrate mit 30–50% dann sehr hoch liegt. Dies ist ein zusätzliches Argument – auch gegenüber dem Patienten – für ein kombiniertes Vorgehen aus Krossektomie, Teilstripping und Nachverödung, ggf. mit zusätzlicher Kompressionstherapie bei orthostatischer Belastung.

Diese Beurteilung der LVI impliziert, daß der Befund der „proximalen Beinveneninsuffizienz" in jedem Fall duplexsonographisch sorgfältig dahingehend differenziert werden muß, ob er eine proximale *Leitveneninsuffizienz* beinhaltet, was nur in rund 20% der Fälle zutrifft.

4.4 Duplexsonographie abdomineller Gefäße

Die abdominellen Gefäße sind der CW-Doppler-Sonographie bis auf eine vage Beschallung der Bauchaorta [25, 27] kaum zugänglich [39]. In den Abbildungen 4.76 und 4.83 sind die Doppler-Frequenzspektren einiger wichtiger intraabdomineller Arterien und Venen wiedergegeben.

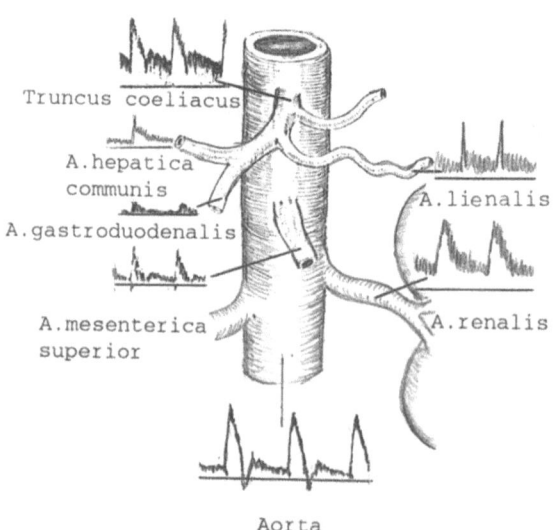

Abb. 4.76. Doppler-Frequenzspektren wichtiger intraabdomineller Arterien (z.T. auch vom eröffneten Abdomen des Miniaturschweins abgeleitet und mit diagnostisch gewonnenen Kurven beim Menschen verglichen)

4.4.1 Aorta abdominalis

Die Beschallung der Aorta abdominalis gelingt bei Verwendung einer Sektorsonde mit 3,5–5 MHz (B-Bild) auch bei fehlender oder ungenügender Vorbereitung zur Sonographie, selbst bei adipösen Patienten, fast immer in ausreichender Qualität (Abb. 4.77, 4.78 und 4.79).
Neben dem Nachweis endangiopathischer Veränderungen bis zu stenosierenden Plaques besonders in den distalen Anteilen bis einschließlich der Aortenbifurkation geht es vor allem um die Darstellung dilatierender Arteriopathien bzw. von abdominellen Aortenaneurysmen (AAA). Beurteilt werden dabei:

- Die longitudinale Ausdehnung,
- die Querschnittsausdehnung,
- die Form (gleichmäßig spindelförmig/ausgedehnte, meist ventrale Vorwölbung oder kleine, exzentrische Vorwölbungen),
- die Wandbeschaffenheit (Dicke, arteriosklerotische Veränderungen, thrombotische Auflagerungen),
- die Lumenverhältnisse einschließlich der Hämodynamik [Turbulenzen, Teilthrombosierungen – evtl. mit pseudonormalem Restlumen (Abb. 4.78), Anordnung der Thromben, thrombotischer Verschluß],
- nach Möglichkeit die Art des Aneurysmas (Aneurysma verum, Aneurysma dissecans mit sonographischer Wanddoppelkontur, Aneurysma spurium, arteriovenöse Fistelbildungen) [22],
- und Beziehungen zu wichtigen Nachbar- und Randstrukturen (Einbeziehung der Nieren- und Beckenarterien, Kompression der V. cava inferior u.a.) (Abb. 4.78).

Aufgrund des heutigen Kenntnisstands kann anhand dieser Kriterien die Prognose eines AAA und die Dringlichkeit einer operativen Intervention gut beurteilt werden [16]. So haben spindelförmige Aneurysmen mit einem Durchmesser bis 4 cm offenbar kein relevantes Rupturrisiko, so daß unter engmaschigen duplexsonographischen Kontrollen – etwa alle 3 Monate – mit Bestimmung der „Wachstumstendenz" zunächst konservativ vorgegangen werden kann. Bauchig-exzentrische Aneurysmen mit einem Querdurchmesser über 5 cm haben ein bedeutsames Rupturrisiko und sollten kurzfristig operativ ausgeschaltet werden (Abb. 4.79). Bei den Aneurysmen im Größengrenzbereich zwischen 4,5 und 5 cm muß unter Berücksichtigung des Operationsrisikos und der beschriebenen Kriterien – besonders der Form des Aneurysmas und thrombotischer Wandauflagerungen – eine individuelle Prognosebeurteilung und Operationsentscheidung getroffen werden (Abb. 4.78 und 4.79).

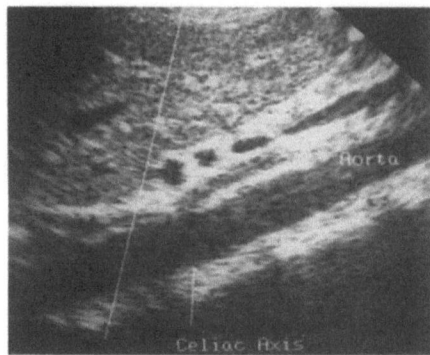

Abb. 4.77. D. B., w, 40 J.: Längsschnitt durch eine normal weite Aorta abdominalis mit Truncus coeliacus

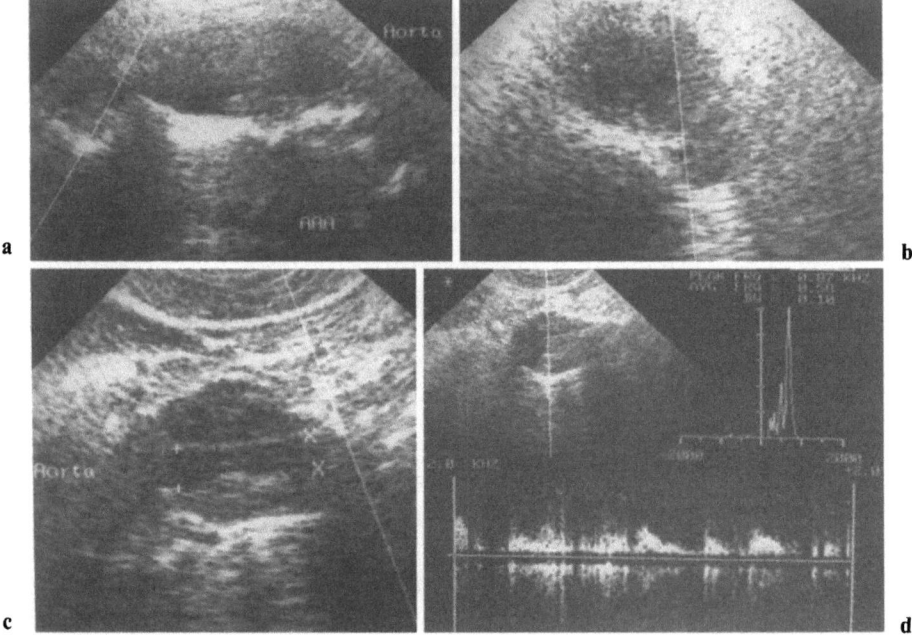

Abb. 4.78a–d. Duplexsonographische Untersuchung von Bauchaortenaneurysmen. **a, b** W. J., m, 76 J.: Mittelgroßes (⌀ 3 cm), spindelförmiges Bauchaortenaneurysma mit mantelförmiger Thrombusauskleidung. **c, d** E. G., m, 71 J.: Mittelgroßes (⌀ 4 cm), mehr bauchiges Bauchaortenaneurysma mit ausgedehnter Thrombosierung mit pseudonormalem Restlumen

Beckengefäße

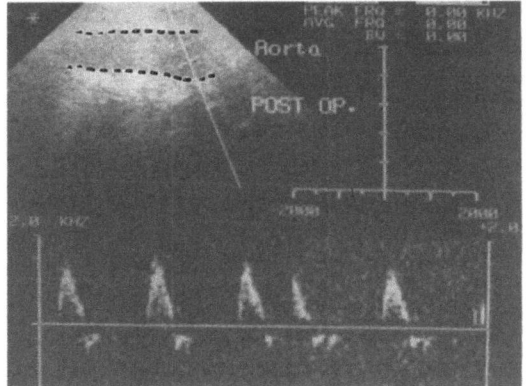

Abb. 4.79. N.W., m, 71 J.: Duplexsonographische Kontrolluntersuchung nach Operation eines exzentrischen Bauchaortenaneurysmas (mäßige Wachstumstendenz, ⌀ vor Operation 6 cm); normales Doppler-Frequenzspektrum

4.4.2 Vena cava inferior (V.c.i.)

Die V.c.i. zeigt abhängig von der Herzaktion eine Doppelschwingung der Gefäßwand und durch die atemabhängigen intraabdominellen Druckschwankungen deutlich Kaliberänderungen und ein typisches atemmoduliertes Strömungssignal (Abb. 4.80 und 4.83). Oft lassen sich sonographischen Partikelbewegungen beobachten. Auch intraluminale Schallartefakte sind möglich, die nicht mit Thromben verwechselt werden dürfen.

Ebenso wie die Extremitätenvenen läßt sich die normale V.c.i. im Gegensatz zur Aorta – zumindest bei nicht zu dicken Bauchdecken – durch mäßigen Sondendruck komprimieren. Wegen dieser Kompressibilität ist der Querschnitt oft mehr dreiecksförmig (Abb. 4.80).

Auch bei der V. cava dient die duplexsonographische Untersuchung besonders dem Nachweis obliterierender und größerer stenosierender Thromben. Mitunter sind auch Thromben, die aus Organvenen (V. renalis) in die V. cava ragen, Tumorinfiltrationen oder Kompressionen der Hohlvene (z.B. durch Lymphknoten oder ein Aortenaneurysma) darstellbar.

4.4.3 Beckengefäße

Während die Aortenbifurkation besonders im Querschnitt meist gut bis ausreichend beurteilbar ist, gelingt dies bei den Beckenarterien mit ihren begleitenden Venen auch bei guter Patientenvorbereitung nur gelegentlich in guter Qualität (Abb. 4.81). Die distale A. iliaca externa dagegen ist immer von inguinal beschallbar (7,5-MHz-Sonde). Insgesamt erleichtert die *Farb*duplexsonographie diese Untersuchung wesentlich (s. 5).

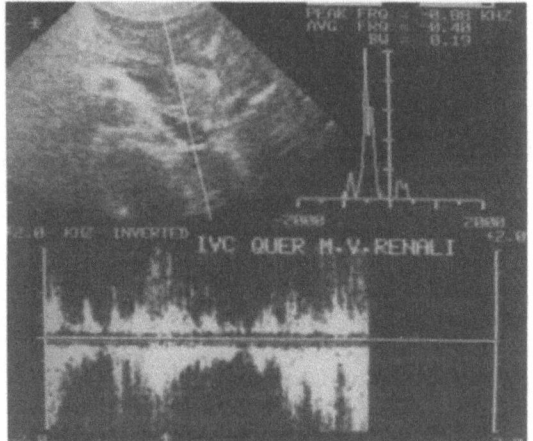

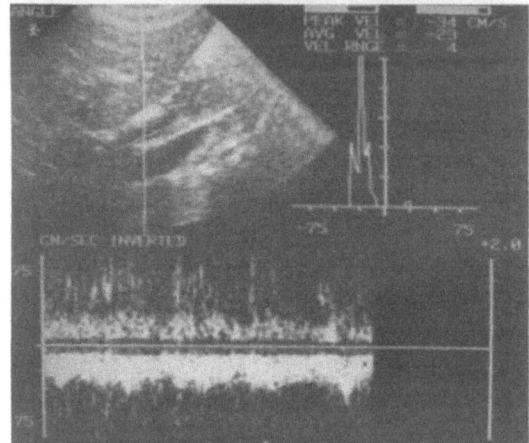

Abb. 4.80 a, b. A. M., m, 11 J.: Duplexsonographische Untersuchung (5 MHz) von
a V. cava inferior – im Querschnitt (mehr dreiecksförmig),
b V. portae, postprandial (mit Bestimmung der mittleren Strömungsgeschwindigkeit)

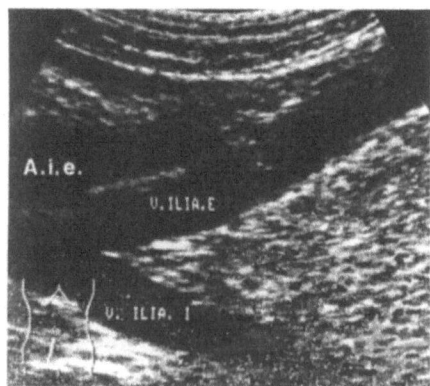

Abb. 4.81. Sonographische Darstellung von Beckenvenen und A. iliaca interna

4.4.4 Abdominelle Organarterien

Unter geeigneten Untersuchungsbedingungen läßt sich mit der Schwarzweiß-Duplexsonographie meist der Truncus coeliacus und die A. mesenterica superior im Längsschnitt sehr gut darstellen und auf abgangsnahe Stenosen analysieren. Die Doppler-Kurvenform entspricht normalerweise einem mäßigen Niederwiderstandstyp (Abb. 4.76, 4.77 und 4.82).

Entsprechendes gilt auch für die abgangsnahen *Nierenarterien* (Abb. 4.76). Hierbei ist nur der exakte Nachweis einer Nierenarterienstenose aussagekräftig. Der fehlende Nachweis erlaubt keineswegs, einen Hochdruck als nicht renal bedingt zu definieren (abgangsferne Stenosen, Stenosen in zusätzlichen Nieren- bzw. Polarterien).

Bei entsprechender Erfahrung können mit farbkodierter DS die Nierenarterien auch „transrenal" von einem Lateralschnitt analysiert werden. Mit dieser

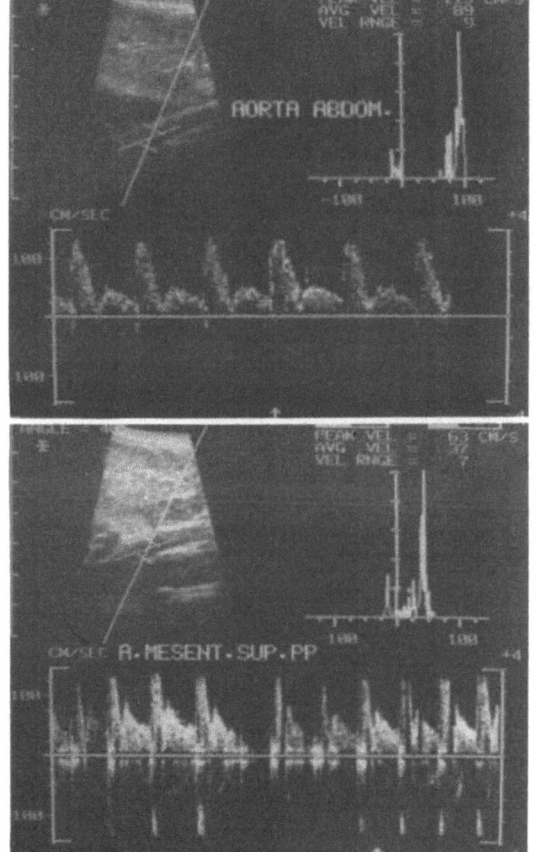

Abb. 4.82 a, b. L.M, m, 9 J.: Duplexsonographische Untersuchung (7,5 MHz) mit Bestimmung der mittleren Strömungsgeschwindigkeit von **a** proximaler Aorta abdominalis, **b** A. mesenterica superior abgangsnah (postprandial)

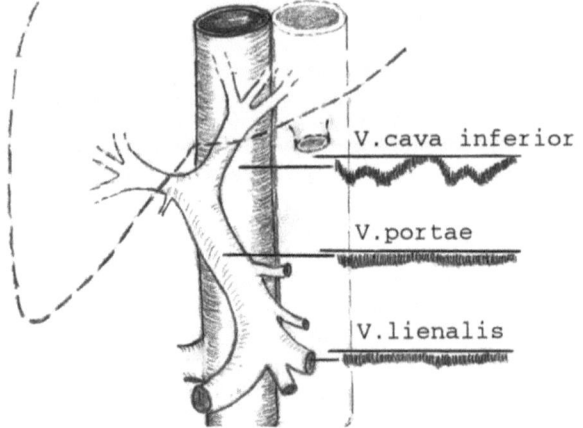

Abb. 4.83. Doppler-Frequenzspektren wichtiger intraabdomineller Venen

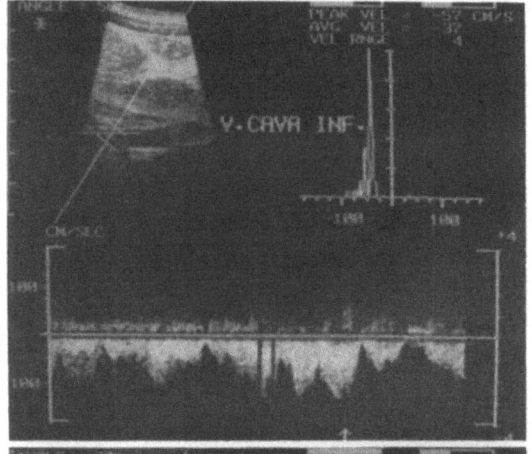

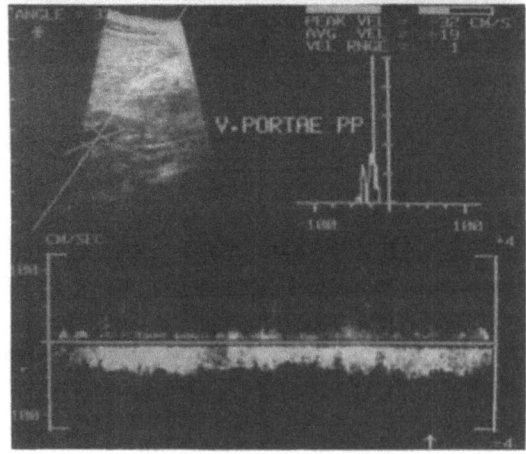

Abb. 4.84 a, b. L.M., m, 9 J.: Duplexsonographische Untersuchung (7,5 MHz) mit Bestimmung der mittleren Strömungsgeschwindigkeit von **a** V. cava inferior, **b** V. portae (postprandial)

Technik lassen sich auch abgangsferne Nierenarterienstenosen oft visualisieren (3,5 MHz-Sonde).

Die Duplexsonographie erfüllt von allen vergleichbaren Methoden bei völligem Fehlen von Risiken und Strahlenbelastung und günstigster Kosten-Nutzen-Relation am besten die Voraussetzungen für eine Suchmethode auf eine Nierenarterienstenose (vgl. auch [14]). Die Arteriographie bleibt vor allem der Vorbereitung einer geplanten invasiven Therapie vorbehalten, bzw. der weiteren Abklärung von Verdachtsfällen auf Nierenarterienstenosen, die duplexsonographisch nicht darzustellen waren, wenn eine invasive Therapie grundsätzlich in Betracht kommt (digitale Subtraktionsangiographie).

4.4.5 Pfortader

Die Darstellung der Pfortader durch die abdominelle Sonographie ist allgemein geläufig [16], doch gibt hier die DS ganz wesentliche Zusatzinformationen.

Die normale Hämodynamik zeigt einen mehr kontinuierlichen Fluß mit minimalen Schwankungen im Atemrhythmus („venöser Hochwiderstandstyp") (Abb. 4.80, 4.83 und 4.84). Die mittlere Strömungsgeschwindigkeit beträgt 15 ± 3 cm/s, das mittlere Stromzeitvolumen 700 ± 250 ml/min.

Wertvoll ist die DS selbstverständlich zunächst zum zuverlässigen Nachweis der Pfortaderthrombose [ggf. auch der Thrombose der V. lienalis (vgl. Abb. 4.83)], vor allem scheint aber die quantitative Erfassung der Pfortaderdurchblutung diagnostischen und pathophysiologischen Informationsgewinn zu erbringen. Patienten mit portaler Hypertension zeigen gegenüber Gesunden eine signifikante Zunahme des Pfortaderdurchmessers (durchschnittlich um 3,5 mm) und eine signifikante Abnahme der mittleren Strömungsgeschwindigkeit um durchschnittlich 3,1 cm/s. Bei alkohol-toxisch bedingter portaler Hypertension kommt es dagegen offenbar regelmäßig zu einer portalen Hyperzirkulation mit Steigerung des Stromzeitvolumens um 200 ml/min im Mittel. Postprandial findet sich auch bei Gesunden eine vergleichbare Zunahme der portalen Strömungsgeschwindigkeit [20, 31] (Abb. 4.80 und 4.84).

5 Farbkodierte Duplexsonographie („Triplexsonographie")

Vereinzelt wird die farbkodierte Duplexsonographie, in der Kardiologie eine längst etablierte Methode [33, 34, 37], als „Triplexsonographie" bezeichnet. Dies wäre nur gerechtfertigt, wenn tatsächlich drei verschiedene diagnostische Prinzipien zum Einsatz kämen, wie dies für zwei bei der Schwarz-weiß-Duplexsonographie – das hochauflösende, bewegte B-Bild und die Doppler-Analyse der Blutströmung – der Fall ist, selbst wenn als Vehikel jeweils der Ultraschall verwendet wird [9, 27]. Bei der „Triplexsonographie" wird dagegen lediglich die Doppler-Frequenzverschiebung – für die vaskuläre Diagnostik meist mit vielkanaligen US-Systemen – durch ein aufwendiges Computerprogramm zusätzlich nach Stromrichtung und -geschwindigkeit farb- und helligkeitskodiert (B-Bild + gepulster („multigated") Doppler mit Fast-Fourier-Transformation (FFT) + Farbkodierung mit zweidimensionaler räumlicher Zuordnung) (Tab. 4.3).

Man erhält also grundsätzlich die gleichen Informationen wie bei der Duplexsonographie; allerdings muß die Farbkodierung nicht für einen eng umschriebenen Untersuchungsbereich („sample volume") angewählt werden, sondern ist zweidimensional über einen großen Bereich des bewegten B-Bilds simultan möglich [15, 17]. Dies könnte durchaus Verbesserungen der duplexsonographischen Diagnostik bedeuten, muß aber durch gewisse technische Probleme und Einschränkungen erkauft werden. So steigen mit dem elektronischen Aufwand der Bedienungsaufwand und vor allem die Kosten. Es ergeben sich zusätzliche Fehlerquellen, z. B. farbkodiertes Aliasing mit Farbumsprung bei höheren Strömungsgeschwindigkeiten, wenn die Doppler-Frequenzverschiebung die halbe US-Impulsrepetitionsfrequenz übersteigt (Shanon-Theorem; s. auch 4.1.5; Abb. 5.1), oder bei sektorförmigem B-Bild kann das gleiche Gefäß in der einen Bildhälfte eine positive, in der anderen eine negative und dazwischen keine Doppler-Frequenzverschiebung erzeugen und damit rot und blau dargestellt werden, je nach Blutstromrichtung in Relation zur Duplexsonde (Abb. 5.2). Auch nimmt die Auflösung des Schwarz-weiß-B-Bilds und damit die Detailbeurteilbarkeit bei simultaner Farb-Doppler-Analyse meist deutlich ab, und sehr niedrige Doppler-Frequenzverschiebungen können vom B-Bild-Signal nicht getrennt, also nicht farbkodiert dargestellt werden. Selbstverständlich wird an entsprechenden Verbesserungen intensiv gearbeitet.

132 Farbkodierte Duplexsonographie („Triplexsonographie")

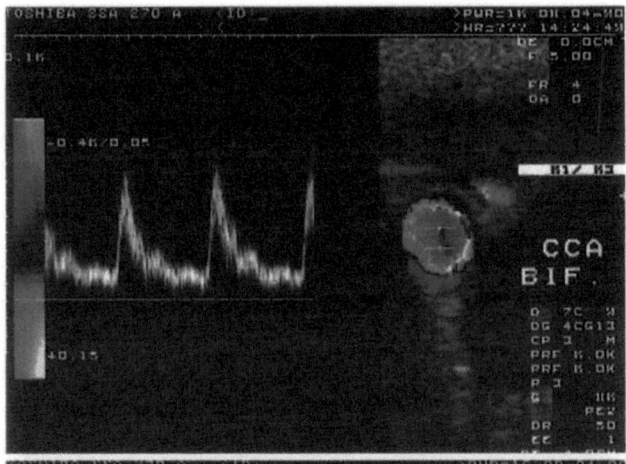

5.1a

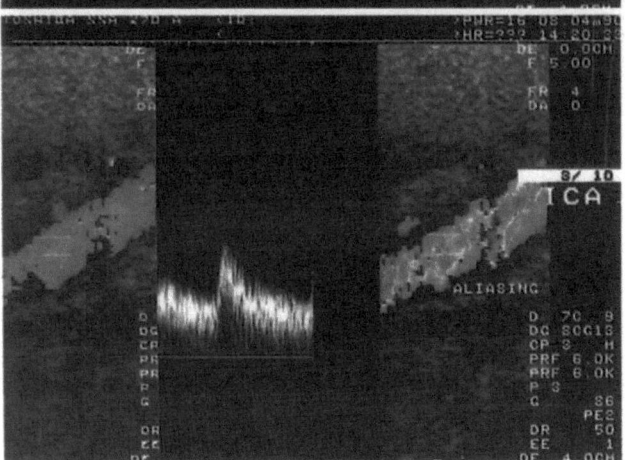

b

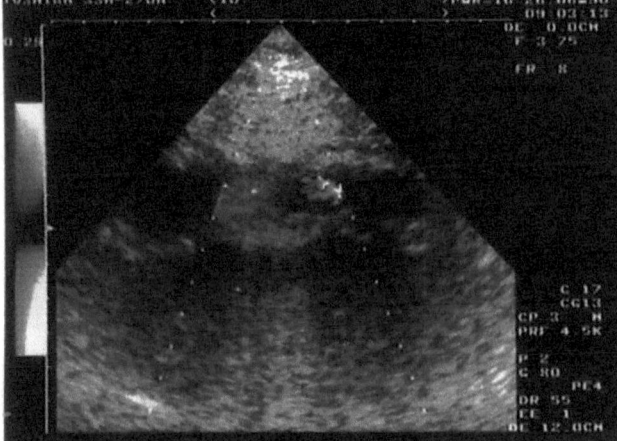

5.2

Ob der Einsatz der farbkodierten Duplexsonographie in der Praxis unter dem Aspekt der hohen Kosten durch einen diagnostischen Zugewinn oder wenigstens wesentliche untersuchungstechnische Vorteile sinnvoll sein kann, soll im folgenden anhand von Beispielen analysiert werden.

5.1 Untersuchung der hirnversorgenden Arterien

Zum Nachweis kleiner, mäßig echogener bis echoreicher Plaques oder einer Verbreiterung der echoarmen Innenschicht ist die hochauflösende Schwarzweiß-Sonographie (7,5 – 10 MHz) uneingeschränkt geeignet (Abb. 4.3). Flache, echoarme Plaques können der Duplexanalyse durchaus entgehen, und große, gemischte Plaques bedürfen mitunter eines erheblichen Beurteilungsaufwands. In diesen Fällen ist die farbkodierte Duplexsonographie zuverlässiger und wesentlich rascher in der Beurteilung (Abb. 5.3 und 5.4); dies betrifft auch das Auffinden und orientierende Quantifizieren von mittel- bis hochgradigen Stenosen, besonders bei echoarmen Plaqueanteilen (Abb. 5.3). Auch die Erkennung und Darstellung echoarmer Verschlüsse und von ausgeprägteren Schlingenbildungen gelingt oft einfacher und besser mit der Farbkodierung (Abb. 5.5); ebenso von Ablösungszonen und Turbulenzen, z. B. im Bifurkations- und Bulbusbereich (vgl. Abb. 5.4). In der Einstellung der A. vertebralis zwischen den Processus transversi zusammen mit der begleitenden Vene und der Atlasschlinge ist die farbkodierte Duplexsonographie ebenfalls überlegen (Abb. 5.6). Die folgende Auflistung zeigt die Kriterien eines Vertebralisverschlusses bei der Farbduplexsonographie:

- die A. vertebralis muß darstellbar sein (Abgrenzung zur Aplasie)
- fehlende Farbkodierung
- kein Doppler-Spektrum
- V. vertebralis farbkodiert darstellbar.

Bei der Stenosegradbeurteilung muß bedacht werden, daß bei der Farbkodierung der Medianwert der Strömungsgeschwindigkeit, nicht der Maximalwert (systolische Maximalgeschwindigkeit) dargestellt wird (Tab. 4.3).

◄────────────────────────────

Abb. 5.1a, b. M.H., m, 49 J.: Normale A. carotis communis (Querschnitt) und interna (Längsschnitt) in farbkodierter Duplexsonographie. Farbkodiertes Aliasing (Farbumsprung bei höheren Strömungsgeschwindigkeiten) im raschen Zentralstrom durch Übersteuerung der Signalverstärkung („gain"); bei A. carotis interna links im Bild korrekte „Gain-Einstellung"

Abb. 5.2. S.O., m, 53 J.: Leriche-Syndrom. Aorta abdominalis: Farbdoppler-Analyse gegen und in Stromrichtung

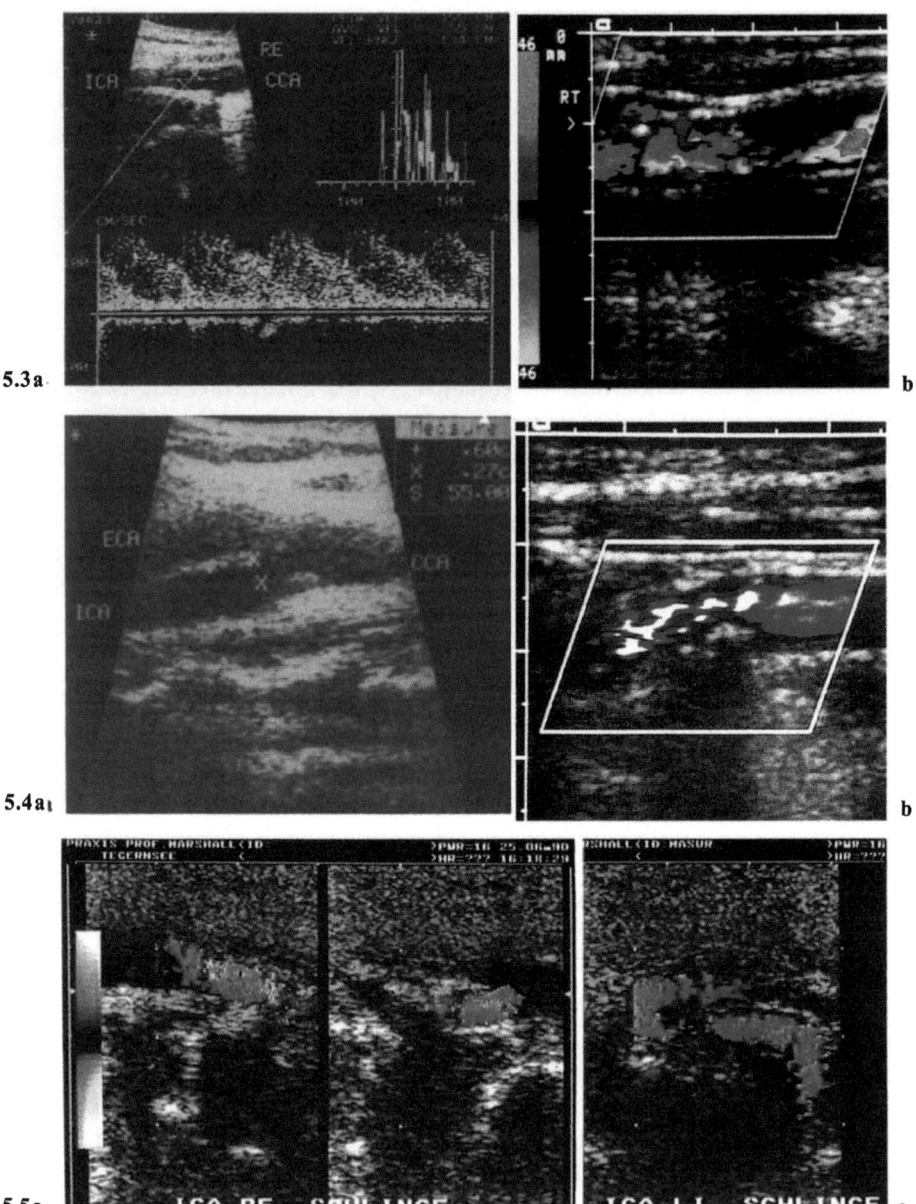

Abb. 5.3a, b. Echoarme Plaque am Abgang der A. carotis interna rechts, mit etwa 80%iger Stenosierung. (S.A., m, 67 J.: Hemiparese links)

Abb. 5.4a, b. Größere, gemischte Plaque in Bifurkation und Abgang der A. carotis interna rechts. (D.R., w, 66 J.)

Abb. 5.5a, b. Deutliche Schlingenbildung der proximalen A. carotis interna beidseits. Geringes Kinking (a); ohne Farbkodierung war dieser Befund nur unsicher zu erheben (M.I., w, 80 J.)

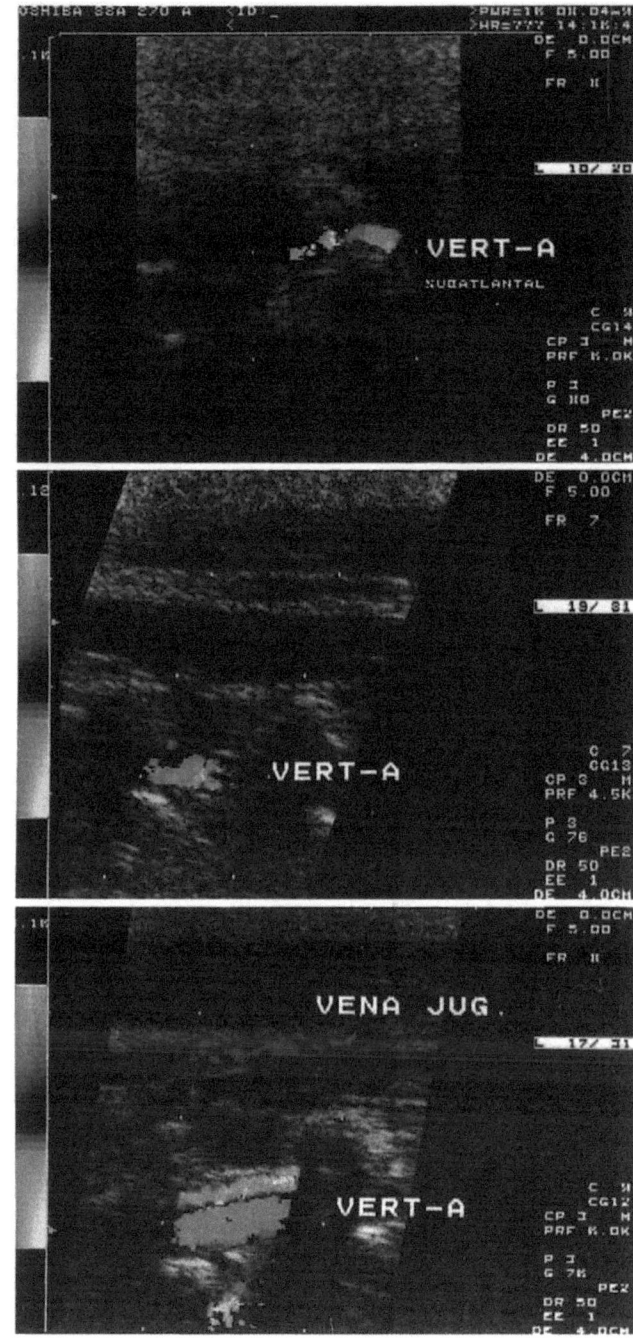

Abb. 5.6a–c. 39jähriger Mann: A. vertebralis rechts: normaler Befund **a** Atlasschlinge, **b** in Halsmitte zwischen Processus transversus 3 und 4, **c** proximal mit V. vertebralis

136   Farbkodierte Duplexsonographie („Triplexsonographie")

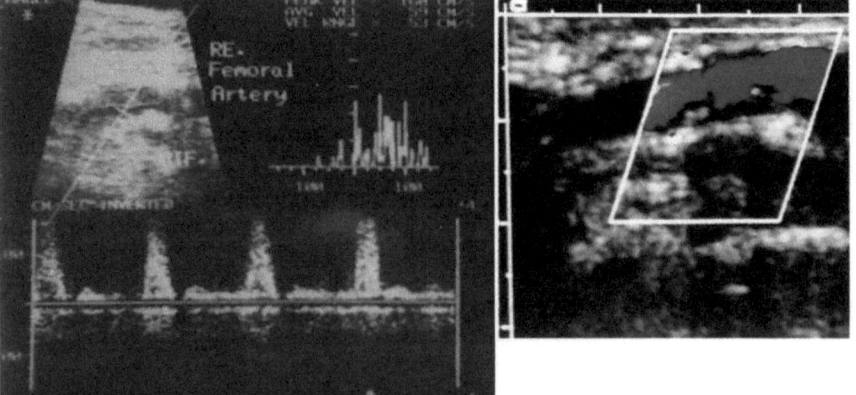

5.7a

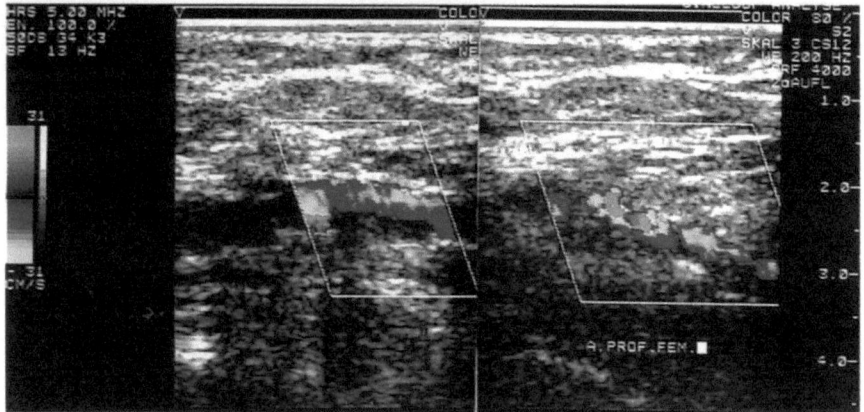

5.8

Abb. 5.7a, b. Ca. 60%ige Stenose der A. femoralis communis rechts; kleinere echoarme Plaqueanteile. (D. A., m, 42 J.: Claudicatio intermittens)

Abb. 5.8. M. E., w, 75 J.: Typ I-Diabetes mellitus, fortgeschrittene periphere AVK. Farbkodierte Duplexsonographie der A. femoralis communis und A. profunda femoris: ausgeprägte endangiopathische Veränderungen bis zu größeren, z. T. echoarmen Plaques

Abb. 5.9a, b. Kurzstreckiger Verschluß der distalen A. femoralis superficialis links. Gute Darstellbarkeit der A. femoralis superficialis in Oberschenkelmitte mit Farbkodierung (a); sehr schwierig im Längsschnitt bei geringem Kaliber und Fluß (b). (H. H., m, 50 J.: periphere AVK im Stadium II)

Abb. 5.10a, b. T. I., w, 42 J.: Distale Leitveneninsuffizienz, Ausschluß einer Unterschenkelvenenthrombose. Farbkodierte Darstellung der Vv. tibiales anteriores am liegenden Patienten durch distale Unterschenkelkompression (A-Geräusche) (a) und ohne Kompression (b)

Untersuchung der hirnversorgenden Arterien

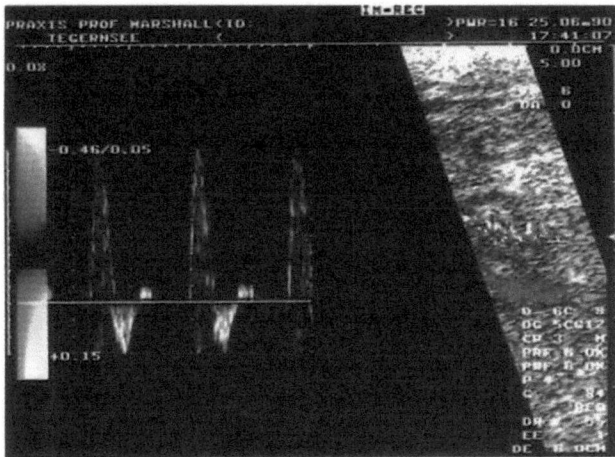

5.9a

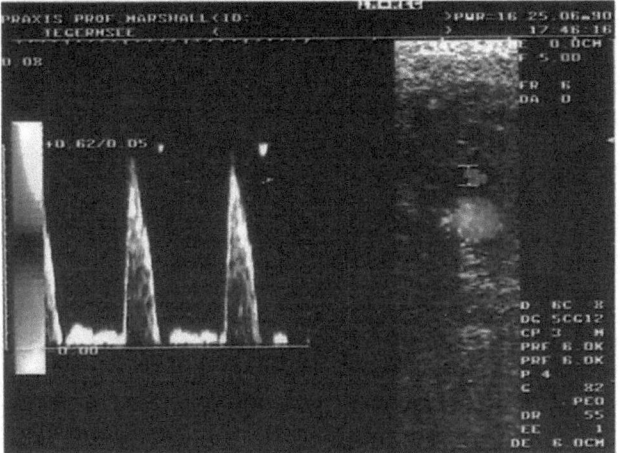

b

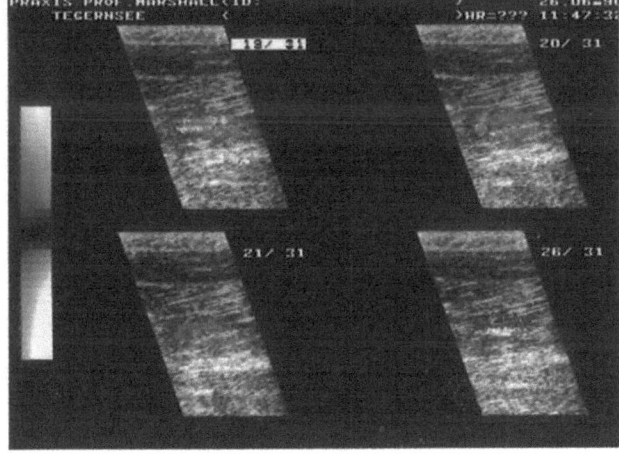

5.10

5.2 Untersuchung der Extremitätenarterien

Im wesentlichen gilt das bei den hirnversorgenden Arterien Gesagte (Abb. 5.7). Als Besonderheit ergibt sich aber hier oft die Notwendigkeit, lange Gefäßstrecken wie die A. femoralis superficialis mit A. poplitea zu untersuchen. Dabei erleichtert und beschleunigt die farbkodierte Duplexsonographie, besonders bei schwierigen Bedingungen, die wichtige Lokalisierung und Quantifizierung multipler Stenosen ganz wesentlich, bis hin zur Darstellung kräftiger Kollateralgefäße (Abb. 5.8 und 5.9). Auch die Beurteilung und Erkennung der A. profunda femoris, die ja einen rechtwinkligen bis spitzwinkligen Abgang mit fast parallelem Verlauf zur V. femoralis superficialis zeigen kann, gelingt einfacher und sicherer (Abb. 4.24, 4.25 und 5.12).

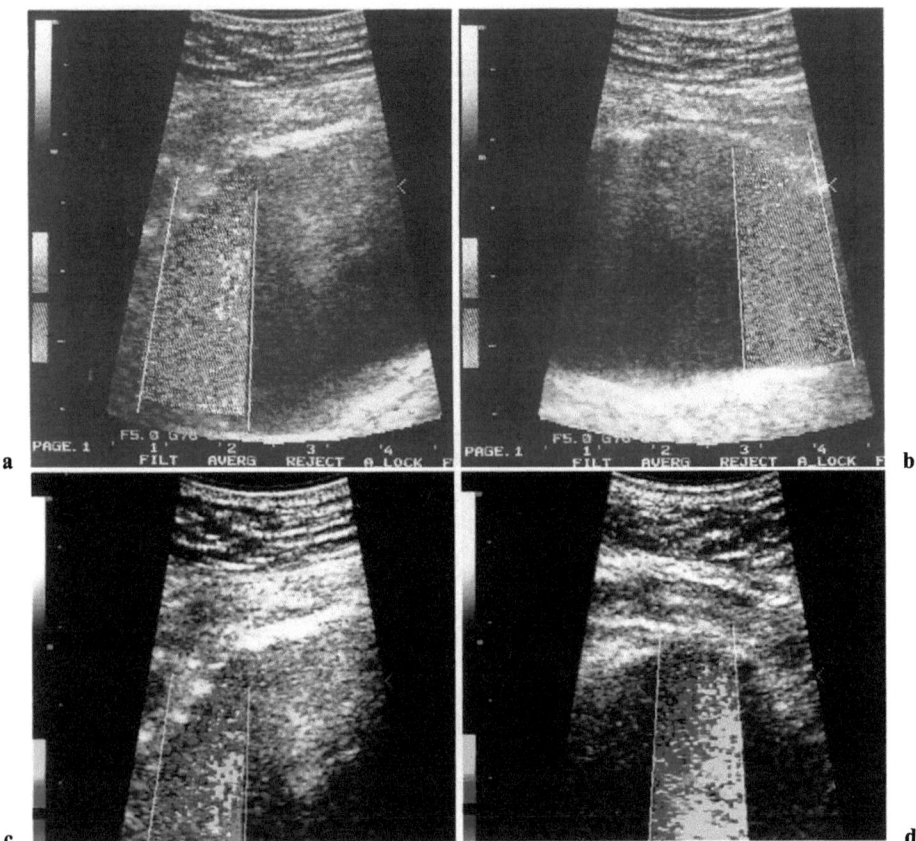

Abb. 5.11a–d. N. W., m, 71 J.: Seit 1/2 Jahr ist ein asymptomatisches AAA bekannt (⌀ unter 5 cm, Länge ca. 8 cm). Ausschluß größerer ventraler Thromben durch die Farbkodierung

Entsprechendes gilt für die kaliberschwachen, relativ tiefliegenden Unterschenkelarterien (s. Abb. 5.10). Auch die verschiedenen Formen von Aneurysmen und arteriovenöse Fisteln sind einer farbkodierten Duplexanalyse in besonderer Weise zugänglich [22] (Abb. 5.11).

5.3 Untersuchung der peripheren Venen

Auch bei der Untersuchung der Venen ergeben sich besondere Vorteile zugunsten der farbkodierten Duplexsonographie bei echoarmen, nur stenosierenden Thromben (Abb. 4.60 und 4.66). Allerdings ist dies in praxi ein relativ seltenes Problem. Wiederum wird die Beurteilung langer Gefäßsegmente, wie der V. femoralis superficialis, erleichtert und beschleunigt. Auch in Fällen, wo die V. femoralis superficialis bei der Schwarz-weiß-Duplexsonographie – meist distal der Oberschenkelmitte – nur unsicher darstellbar ist, gelingt dies gut mit der Farbkodierung, besonders wenn die freie Durchgängigkeit durch Induktion von A-Geräuschen durch distale Kompression überprüft wird (Tabelle 3.9); dies bewährt sich auch ausgezeichnet bei der Querschnittsbeschallung (s. Abb. 5.9). In entsprechender Weise lassen sich auch die Leitvenen im Unterschenkelbereich im Längs- und Querschnitt gut darstellen, was die sonst schwierige und sehr zeitaufwendige Untersuchung von Unterschenkelleitvenenthrombosen wesentlich verkürzt und verbessert (Abb. 5.10).

Auch die Diagnostik und Quantifizierung der proximalen (und distalen) Leitveneninsuffizienz und die Abgrenzung gegenüber einer – oft zusätzlich bestehenden – Saphenamündungsinsuffizienz (Abb. 5.13) ist schnell und einfach möglich (Abb. 5.12, 5.13, 5.14 und 5.15). Dabei erwies sich die farbkodierte Duplexsonographie als sehr zuverlässig, auch im Nachweis nur geringer proximaler Refluxe (Abb. 5.12). Dadurch kann auch die Insuffizienzstrecke sehr genau und rasch festgestellt werden (Abb. 5.14 und 5.15) [29]. Auch die fortschreitende Rekanalisation bei postthrombotischem Syndrom kann sehr gut beobachtet werden (Abb. 5.15 und 5.16).

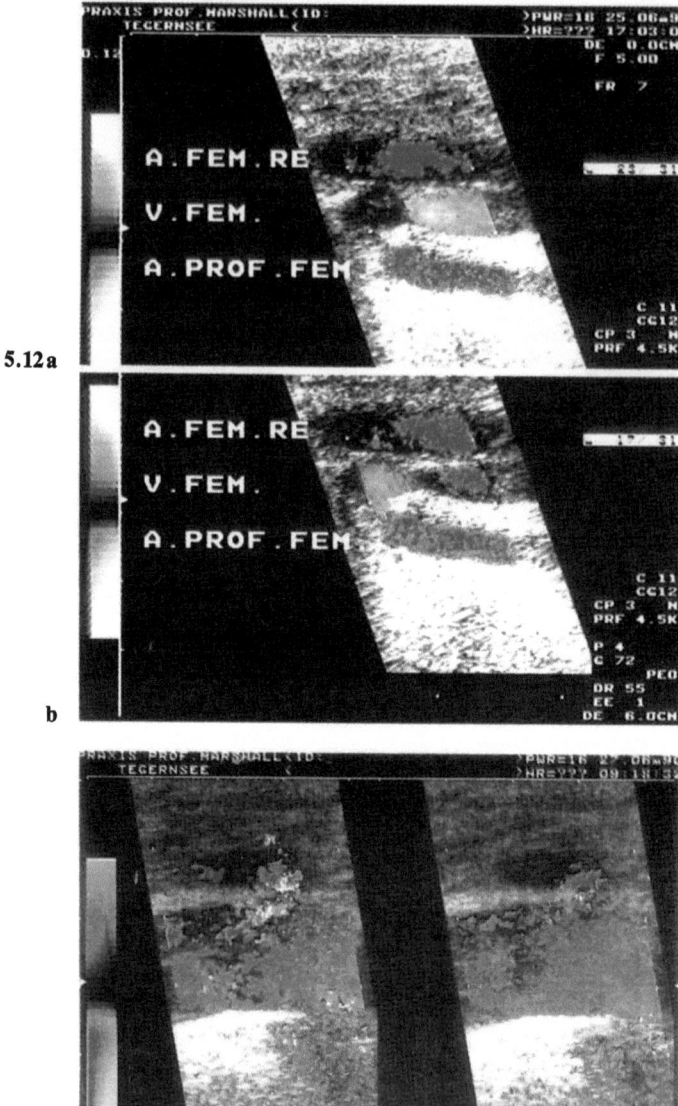

Abb. 5.12 a, b. S. A., w, 74 J.: Ausgeprägte Varikosis. Spitzwinkliger Abgang der A. profunda femoris mit proximal parallelem Verlauf zur A. femoralis superficialis. **a** Normale Strömung in proximaler A. und V. femoralis superior und A. profunda femoris, **b** venöser Reflux bei Valsalva (spät): mäßige LVI

Abb. 5.13. Großer Magnastumpf rechts ($\varnothing$ 0,8 cm) nach Strippingoperation mit Varizenästen; Dilatation der V. femoralis communis ($\varnothing$ 1,63 cm). Links zu Beginn, rechts direkt nach Valsalva-Manöver (K. R., w, 47 J.)

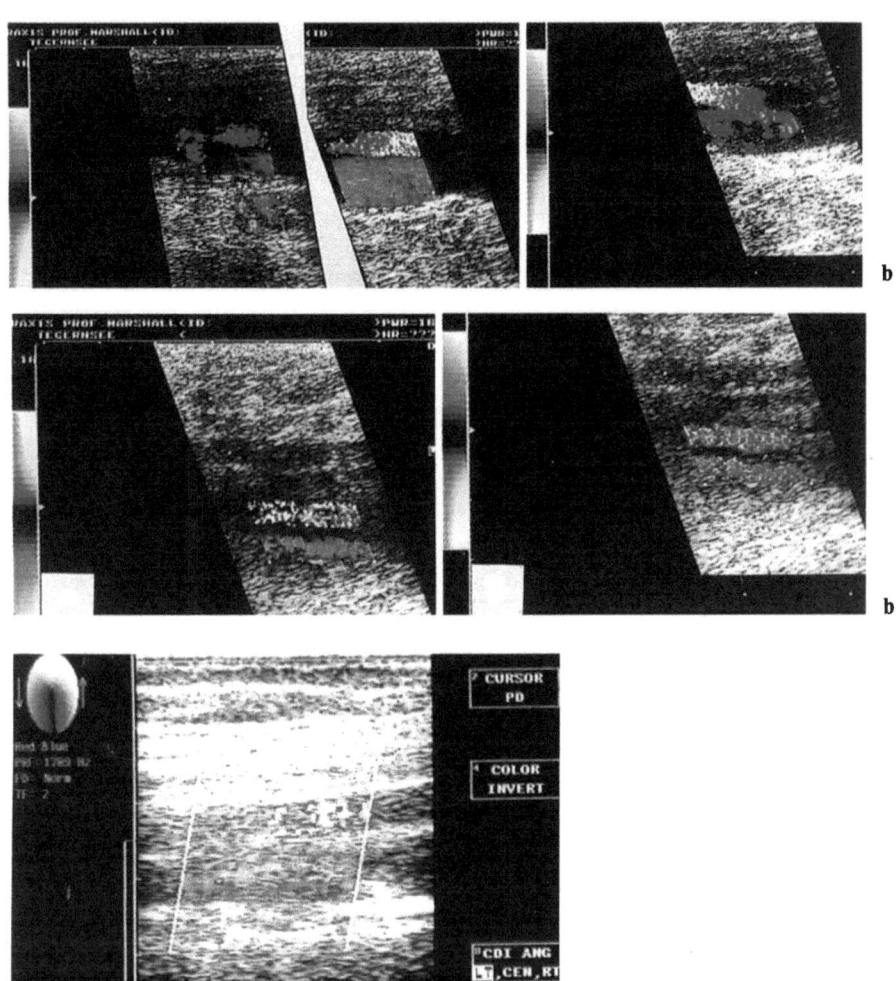

Abb. 5.14. a Linke Femoralisbifurkation mit V. profunda femoris. **b** Normale Strömung in A. und V. femoralis superficialis. **c** Deutlicher Reflux bei Valsalva-Manöver (dilatierte V. femoralis superficialis) (M. J., w, 51 J.: proximale Leitveneninsuffizienz)

Abb. 5.15a, b. S. R., w, 48 J.: Postthrombotisches Syndrom links mit chronischer Veneninsuffizienz IV. Grades (florides Ulcus cruris). **a** Normale Strömung in A. und V. femoralis superficialis links in Oberschenkelmitte; **b** Ausgeprägter Reflux bei Valsalva-Manöver: ausgedehnte Leitveneninsuffizienz bis V. poplitea

Abb. 5.16. B. E., w, 21 J.: Postthrombotisches Syndrom nach Oberschenkelvenenthrombose. Lyse erfolglos; beginnende Rekanalisation

5.4 Abschließende Bewertung

Man „muß" wohl nicht von „Triplexsonographie" sprechen, von den entsprechenden grundsätzlichen Vorbehalten (s. oben) ganz abgesehen. Was den *diagnostischen Fortschritt* anbetrifft, wäre eine derartige Bezeichnung aber zu rechtfertigen: Ein entscheidender Vorteil ist die Zeitersparnis bei allen duplexsonographischen Untersuchungen, wo für quantitativ-funktionelle Informationen die Doppler-Analyse an mehreren Stellen wiederholt durchgeführt werden muß. Dabei erlaubt die Farbkodierung allerdings nur eine relativ grobe Abschätzung des Grads einer hämodynamischen Störung, z. B. einer Stenose; andererseits ermöglicht die grundsätzliche Zeitersparnis natürlich die Konzentration auf schwierige Untersuchungsabschnitte mit einem oft präziseren Gesamtuntersuchungsergebnis.

Auch die Darstellung anatomisch schwieriger Befunde ist mit Farbkodierung oft besser, oder erst sicher möglich: so die Beschallung der A. vertebralis zwischen den Processus transversi und der Atlasschlinge (Abb. 5.6), oder von Schlingen- und Knickbildungen im Karotisstromgebiet (Abb. 5.5). Ein ganz wesentlicher Fortschritt ergibt sich bei der Erkennung und Beurteilung echoarmer Gefäßverschlüsse und besonders echoarmer Stenosen, sowohl für Arterien und für Venen, und von gemischten Stenosen mit größeren echoarmen Anteilen (Abb. 5.4, 5.5, 5.7 und 4.60).

Die Erkennung tiefer Leitvenenthrombosen im Unterschenkelbereich und bei schwierigen Beschallungsbedingungen im Oberschenkel- und Subklaviabereich ist einfacher und zuverlässiger (Abb. 4.60, 5.10 und 5.16), wenn auch Sensitivität und Spezifität der Duplexsonographie für diese Fragestellung ohnehin außerordentlich hoch sind (Tabelle 4.10). Der Nachweis der Leitveneninsuffizienz und die Abgrenzung einer Mündungsinsuffizienz der Stammvenen ist einfach, sicher und schnell möglich – auch bei kleinen Refluxvolumina (Abb. 5.12, 5.13, 5.14 und 5.15). Dadurch können auch die Insuffizienzstrecken sehr genau und rasch festgelegt werden.

6 Besondere Einsatzmöglichkeiten der Duplex- und Farbduplexsonographie

Neue Einsatzmöglichkeiten ergeben sich vor allem durch die farbkodierte Duplexsonographie zusammen mit den neuesten Geräteverbesserungen und Sondenentwicklungen mit zunehmend perfektionierter Bildverarbeitung, die es ermöglicht, auch niedrigste Blutströmungsgeschwindigkeiten darzustellen. Auf einige Aspekte wurde bereits hingewiesen.

Die *B-Bild-Echokardiographie*, von der die Farbkodierung ihren Anfang nahm [33, 34, 37], bereicherte die Vitiendiagnostik bis hin zur quantitativen Beurteilung entscheidend. An die Veränderungen der Hämotachygramme peripherer Arterien bei bestimmten Vitien (Aorteninsuffizienz, hypertrophische Subaortenstenose) sei erinnert [25, 27]. Auf die wichtigen Möglichkeiten der Untersuchung der *intraabdominellen Arterien und Venen* wurde eingegangen (s. 4.4). Neben der Diagnostik und differenzierten Bewertung von Bauchaortenaneurysmen interessieren dabei besonders die ischämischen Enteropathien, die Nierenarterienstenose, die Pfortader- und Kavathrombose und quantitative Analysen der Splanchnikus- und Pfortaderdurchblutung, z. B. auch nach Testmahlzeiten (s. Abb. 4.80 und 4.84). In Einzelfällen können sich wichtige Indikationen bei der Vorbereitung invasiver Eingriffe oder zum intraoperativen Einsatz ergeben.

Auch der *Aortenbogen* mit seinem Ursprung aus dem Herzen und mit den großen supraaortalen Ästen kann oft mit einer 3,5- bis 5-MHz-Sektorsonde dargestellt werden: Aortenvitien (Abb. 6.1), Aneurysmen und Dissektionen, Anomalien, Stenosen und Verschlüsse der proximalen supraaortalen Arterien.

Hochwertige Farbduplexgeräte eröffnen das interessante Gebiet der *Darstellung kleiner und kleinster Gefäße:* So können Digitalarterien bei der Beurteilung akraler Ischämiesyndrome individuell dargestellt werden (Abb. 6.2); ebenso die penilen Arterien ohne und mit medikamentöser Erektionsstimulation im Rahmen der Impotenzdiagnostik [27]. Selbst die Darstellung intraokulärer vaskularisierter Tumoren und retrobulbärer Arterien (Aa. ciliares, A. centralis retinae) ist möglich (Abb. 6.3).

144 Besondere Einsatzmöglichkeiten der Duplex- und Farbduplexsonographie

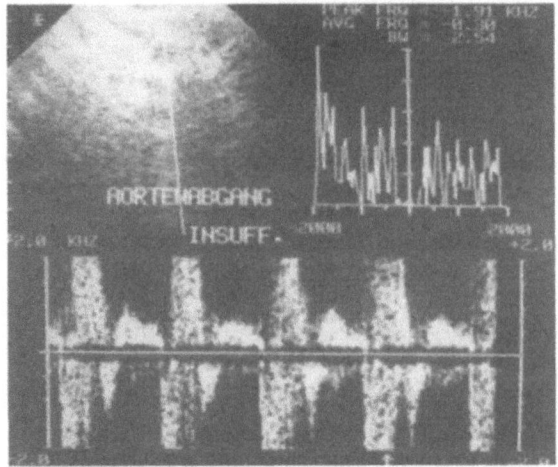

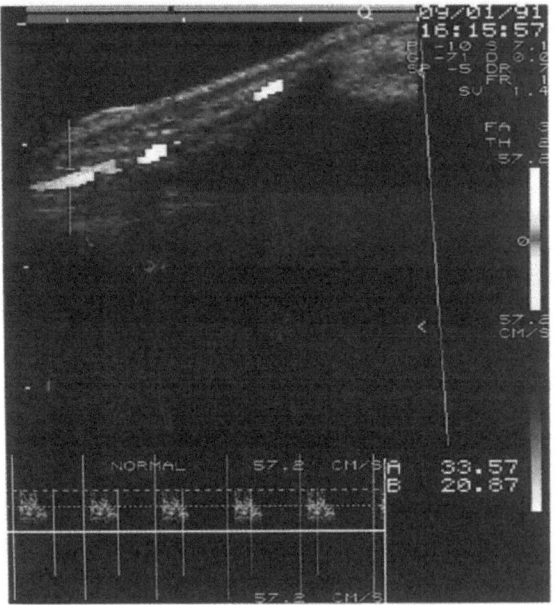

Abb. 6.1. S.T., m, 26 J.: Beschallung der proximalen Aorta thoracalis bei einem 26jährigen Mann mit Aortenklappeninsuffizienz (ausgeprägte Rezirkulation – nach oben aufgezeichnet)

Abb. 6.2. H.M., m, 49 J.: Duplexsonographische Darstellung einer ventralen Digitalarterie des linken Mittelfingers; Normalbefund (mit Doppler-Analyse)

Besondere Einsatzmöglichkeiten der Duplex- und Farbduplexsonographie

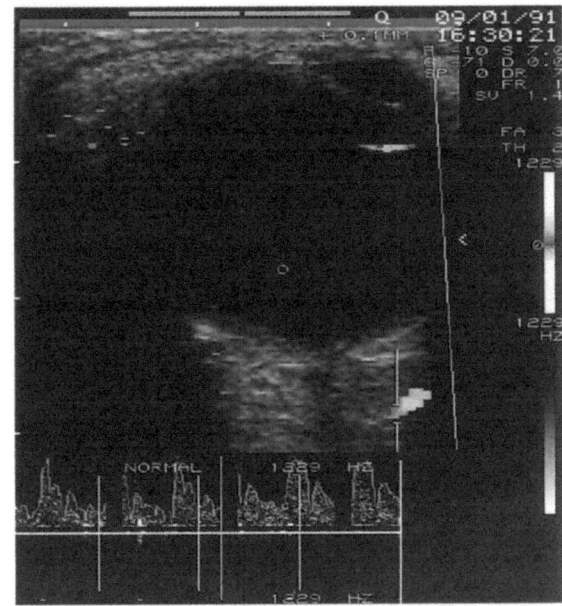

Abb. 6.3. Duplexsonographische Untersuchung des Augapfels mit Darstellung einer retrobulbären Arterie (mit Doppler-Analyse) – Normalbefund

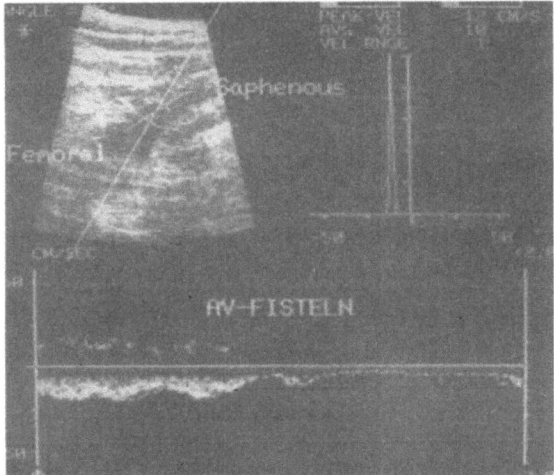

Abb. 6.4. E.A., w, 71 J.: V.-saphena-magna-Mündung bei einer Patientin mit posttraumatischen arteriovenösen Fisteln in Höhe des Kniegelenks. Bestimmung der mittleren Strömungsgeschwindigkeit zur Berechnung des Kurzschluß-Stromzeitvolumens (Querschnitt V. saphena magna = 0,228 cm^2; Strömungsgeschwindigkeit = 9,1 cm/s; Shuntvolumen = 0,228 cm^2 ×9,1 cm/s = 2,08 ml/s = 125 ml/min)

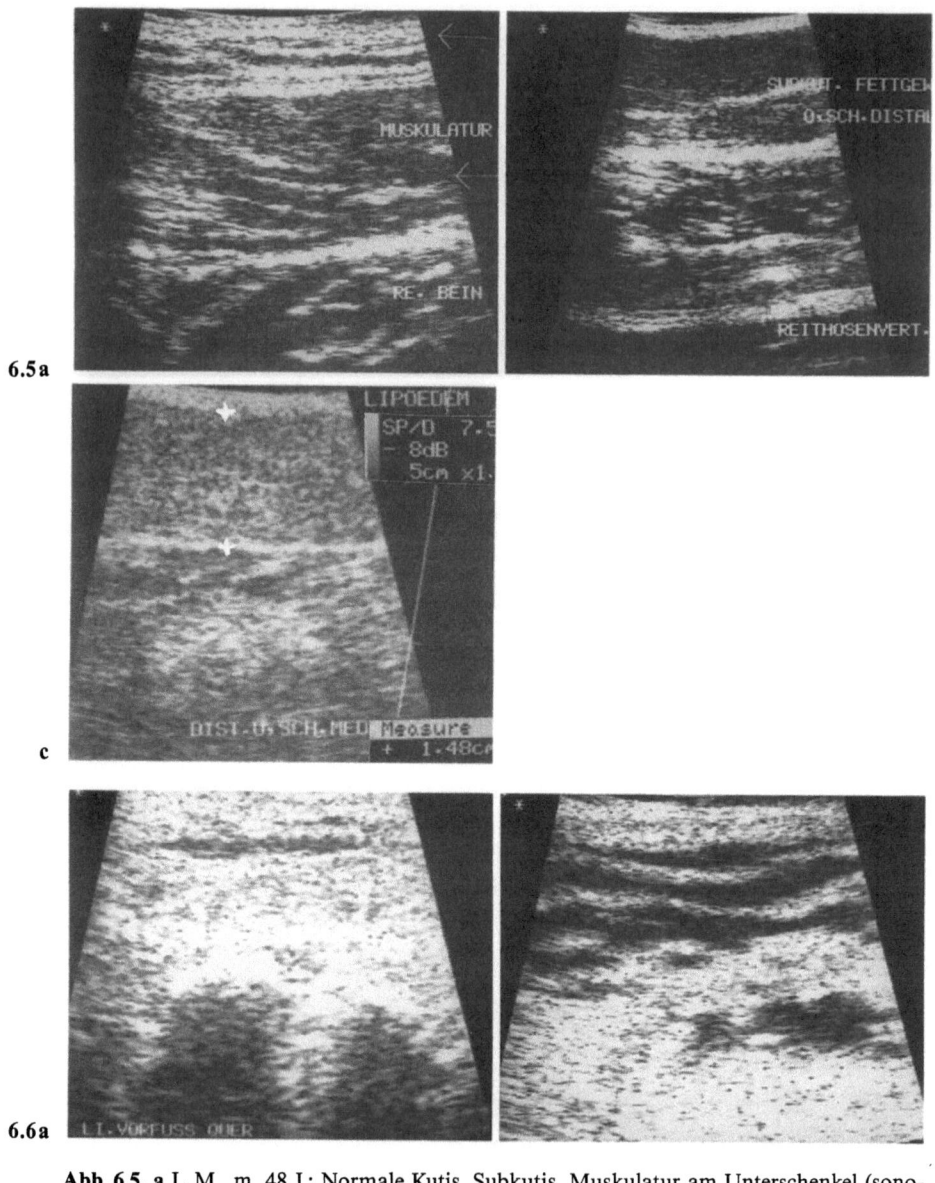

Abb. 6.5. a L.M., m, 48 J.: Normale Kutis, Subkutis, Muskulatur am Unterschenkel (sonographische Schnittiefe 3,5 cm, 10 MHz). **b** H.S., w., 28 J.: Lipomatosis regionalis (Reithosentyp am Oberschenkel) (sonographische Schnittiefe 5 cm, 10 MHz); **c** K.M., w, 36 J.: Frühes Lipödem, distaler Unterschenkel medial (sonographische Schnittiefe 4 cm, 7,5 MHz)

Abb. 6.6a, b. Sonographische Untersuchungen von Lymphödemen (10 MHz). **a** N.G., w, 48 J.: Frühes Stadium eines primären Lymphödems (lymphoedema tardum); **b** S.J., m, 34 J.: Ausgeprägtes sekundäres Beinlymphödem („Stauungstyp")

Vaskularisierte Tumoren, z. B. in der Schilddrüse, Mamma, intraabdominell (Leber, Niere u. a.), in den Hoden, in der Muskulatur, lassen sich durch Farb-DS ausgezeichnet erfassen und in einem gewissen Umfang auch differenzieren.

In entsprechender Weise können *transplantierte Nieren* bezüglich ihrer Durchblutungssituation überwacht werden.

Die Artdiagnose von *Aneurysmen* – speziell des Aneurysma spurium von Extremitätenarterien – läßt sich mit Farb-DS verbessern. Überhaupt ermöglicht die Bestimmung der Kurzschlußvolumina von *arteriovenösen Fisteln* die Abschätzung ihrer hämodynamischen Bedeutung und damit der kardialen Gefährdung des Patienten bzw. der Dringlichkeit der Fistelausschaltung (Abb. 6.4). In entsprechender Weise können auch *Dialyse-Shunts* bezüglich ihrer Durchgängigkeit und umschriebener thrombotischer Auflagerungen sehr gut kontrolliert werden [25, 27].

Die Einsatzmöglichkeiten im Rahmen der *Schwangerschaftsbetreuung* seien nur erwähnt.

Wenn die eigenen systematischen Untersuchungen über Besonderheiten der sonographischen „Struktur" von *Lymphödemen* und *Lipödemen* auch noch am Anfang stehen, scheint es doch Charakteristika zu geben, die bereits in relativ frühen Stadien nachweisbar sind und eine sichere diagnostische Zuordnung und Abgrenzung gegen andere Ödemformen und eine reine Lipomatose erlauben. So findet sich bei Lymph- und Lipödemen an den typischen Prädilektionsstellen [22, 23] eine entsprechende Verbreiterung des Subkutanbereichs mit sehr gleichmäßiger, feinfleckiger, dichter Echogenität (wie ein mäßig bis stark ausgeprägtes Schneegestöber), wobei bei Lymphödemen einzelne bis zahlreiche weitgehend echofreie, langgestreckte „Spaltbildungen" – ohne Doppler-Flußsignale – imponieren (Lymphspalten?), während bei Lipödemen meist sehr echodichte „Septen" auffallen (Bindegewebssepten der Subkutis?) (Abb. 6.5 und 6.6).

Wie mehrfach angesprochen, bedeutet die Möglichkeit, durch Messung des Gefäßquerschnitts und der mittleren Strömungsgeschwindigkeit *regionale Stromzeitvolumina* mit ausreichender Genauigkeit zu bestimmen, eine ganz wesentliche Bereicherung der angiologischen Diagnostik. Sie ermöglicht die Schweregradbeurteilung von peripheren Ischämien (auch bei nicht bestimmbaren Knöchelarteriendrücken infolge einer Mediasklerose [25, 27]) und einer zerebralen Mangelversorgung (auch im Vertebralisstromgebiet), die Bestimmung der Kurzschlußvolumina bei arteriovenösen Fisteln (Abb. 6.4), funktionelle Analysen im Pfortader- und Splanchnikusgebiet, die Quantifizierung von Kollateralflüssen (z. B. in der V. saphena magna bei Beinvenenthrombose: May-Kollaterale) u. a.

Auch der Einsatz der DS für *wissenschaftliche Fragestellungen* eröffnet großartige Perspektiven (Studien über die Atherogenese wurden bereits angesprochen [21]):

- Ansätze zur Altersbestimmung venöser Thromben [7, 30], z. B. auch mit quantitativen sonographischen Morphometrien,
- Verlaufsbeobachtungen der therapeutischen Verödungsreaktion [30] und postthrombotischer Veränderungen,
- Thrombosediagnostik im Rahmen von Studien zur Thromboseprophylaxe (Untersuchung jederzeit auch bei immobilen, schwerkranken Patienten, bei ruhigstellenden Schienungen möglich, kein Kontrastmittel- und Strahlenrisiko),
- Analysen von Medikamentenwirkungen, z. B. arterielle Mehrdurchblutung, Änderungen der venösen Hämodynamik unter Venenpharmaka [24] u. v. a.

7 Weiterentwicklungen der sonographischen angiologischen Diagnostik

Immer wieder hört und liest man, daß mit dem heutigen Gerätestandard ein Endpunkt in der doppler- und duplexsonographischen angiologischen Diagnostik erreicht sei. Wenn auch die modernen Möglichkeiten der Schwarz-weiß- und noch mehr der Farbduplexsonographie zweifellos faszinierend sind und ihnen nun vor allem der Weg zu einem angemessen breiten Einsatz in der ambulanten Praxis rasch geebnet werden sollte, muß doch nach aller Erfahrung vor derartigen Aussagen dringend gewarnt werden.

Entscheidende technische Weiterentwicklungen liegen bereits vor oder zeichnen sich für den Eingeweihten ab:

Neben der farbkodierten Darstellung intrazerebraler Gefäße (transkranielle Farbduplexsonographie) wären das z.B. bereits verfügbare *miniaturisierte Sonden* mit einem rotierenden Schallkopf an der Spitze mit sehr hohen US-Frequenzen (bis 20 MHz), die *intravaskulär* eingeführt werden und eine außerordentliche Detailbeurteilbarkeit von Gefäßwandveränderungen und Wandauflagerungen ermöglichen.

Allerdings wird erst die Kombination dieses Verfahrens mit therapeutischen Katheterinterventionen – „unter Sicht" – den eigentlichen Fortschritt erbringen. Derzeit bedeutet der Verzicht auf die Nichtinvasivität ja noch einen Rückschritt in der sonographischen angiologischen Diagnostik. Auch der Einsatz von intravasalen „Kontrastmitteln" zur Sonographie führt weg von der Nichtinvasivität; er kann aber bei manchen Problem- und Spezialsituationen die Diagnostik erleichtern und verbessern.

Eine andere Entwicklung dürfte aber in naher Zukunft die sonographische angiologische Diagnostik mindestens in ähnlicher Weise voranbringen, wie dies die Farb- gegenüber der Schwarz-weiß-Duplexsonographie (oder gar die Duplex- gegenüber der CW-Doppler-Sonographie) getan hat:

Das sind Computerprogramme, die eine farbkodierte *dreidimensionale Gefäßdarstellung* in hoher räumlicher Auflösung ermöglichen.

8 Gefährdung durch die Ultraschall-Doppler- und Duplexuntersuchung?

Ultraschallbioeffekte (z. B. Gewebserwärmung, Kavitation) sind u. a. abhängig von der Einwirkungsdauer und der Intensität des Ultraschalls [16].

Im Bereich kleiner Gasblasen an Microporefiltern im plättchenreichen Plasma konnten mit diagnostischem Ultraschall in vitro Thrombozytenaggregate erzeugt werden [32].

Eigene In-vitro-Untersuchungen an Zitratblut von 8 gesunden Versuchspersonen erbrachten nach 10minütiger Dauerbeschallung mit einer handelsüblichen USD-Sonde (8 MHz) keinerlei Veränderungen von Kalium und LDH im Plasma; das Kalzium im Plasma war nach der Beschallung gering um 7% ($p < 0,05$) angestiegen. Die Plättchenaggregationsneigung (PAT I nach Breddin) stieg bei 4 Untersuchungen an (im Mittel um ca. 1,5 Stufen), während sie bei den übrigen Versuchsansätzen nicht anstieg; der mittlere Anstieg aller Untersuchungen (etwa 1/2 Stufe) war nicht signifikant ($p > 0,05$); außerdem war der Anstieg bei den betroffenen Versuchspersonen nicht zuverlässig reproduzierbar.

Eine Arbeitsgruppe konnte in In-vitro-Ansätzen mit Ultraschallfrequenzen, wie sie bei der abdominellen Sonographie (um 3 MHz) verwendet werden, genetische Schäden erzeugen [18, 19]. All diese Untersuchungen sind aber mit In-vivo-Verhältnissen nicht vergleichbar. Bei der diagnostischen Anwendung von Ultraschall beim Menschen konnten bisher keinerlei Schäden beobachtet werden, auch keine genetischen Schäden.

Bei der CW-USD-Methode ist die Einwirkungsdauer, Intensität und Eindringtiefe des Ultraschalls so gering, daß eine Gefährdung ausgeschlossen werden kann; selbst wenn man berücksichtigt, daß im Gegensatz zum gepulsten Ultraschall eine kontinuierliche Beschallung stattfindet. Man liegt bei der USD- und Duplexuntersuchung immer in der „Zone minimaler Gefährdung" gemäß den Ultraschalldosisgrenzwerten nach Ulrich und Wells (1974), wenn auch bezüglich der Ultraschallintensität bei den verschiedenen im Handel befindlichen Geräten gewisse Unterschiede bestehen. Bei der transkraniellen Dopplersonographie mit 2-MHz-Sonden oder bei der Duplexsonographie zur Darstellung gefäßreicher Tumoren in Augenbulbus und Orbita und von orbitalen Gefäßen (Abb. 6.3) müssen relativ hohe Schallenergien eingesetzt werden, die bei der transorbitalen Beschallung entsprechend begrenzt werden müssen, um okuläre Strukturen nicht zu gefährden.

9 Schlußbemerkung

Manchem mag die Forderung nach dem konsequenten Einsatz der Duplexsonographie in allen Bereichen der angiologischen Diagnostik – auch und gerade in der Praxis – als diagnostischer Overkill erscheinen. Meines Erachtens wird sie sich eher in vieler Hinsicht zum diagnostischen Goldstandard entwickeln.

Einige Probleme stehen der ausreichenden Verbreitung der Duplexsonographie in der ambulanten Diagnostik zweifellos noch entgegen: Das ist zum einen der relativ hohe Preis guter Geräte, der immer einen breiten, allgemein angiologischen Einsatz unter wirtschaftlichen Gesichtspunkten voraussetzt. Zum anderen sind es die – berechtigt – hohen Weiterbildungsanforderungen zusammen mit der großen Erfahrung, die diese Methode erfordert, was auch unter qualitativen Gesichtspunkten einen breiten, allgemein angiologischen Einsatz voraussetzt.

Dennoch sollte die DS unter Kostenaspekten und im Sinne einer verantwortungsbewußten Strahlenhygiene umgehend in der Stufendiagnostik *aller* vaskulären Erkrankungen in Praxis und Klinik ihren festen Platz erhalten – ganz vorne nach der direktionalen CW-Doppler-Sonographie (und ergänzender nichtinvasiver Methoden), immer vor der Arterio- und Phlebographie. In der überwiegenden Mehrzahl der Fälle sind angiographische Untersuchungen bei diesem Vorgehen überflüssig, so daß erhebliche Kosten eingespart werden können.

Der Einsatz der farbkodierten Systeme kann die Diagnostik in Teilaspekten wesentlich verbessern und den gesamten Untersuchungsgang erleichtern (bei allerdings deutlich höheren Kosten ganz zu Lasten des Anwenders).

Damit jeder angiologisch interessierte Arzt sich mit diesem Verfahren vertraut machen kann, wurde dieses Büchlein geschrieben. Wenn es dadurch gelingt, das Interesse für die Duplexsonographie zu wecken und zur korrekten und angemessenen Indikationsstellung beizutragen, wäre das entscheidende Ziel erreicht.

Um die Methode selbst anzuwenden, gilt – wie immer im Leben –, daß nur die Übung den Meister macht. Zum Ausgleich gewinnt man dankbare Patienten, wichtige Eindrücke in die Pathomorphologie und -physiologie der Gefäßerkrankungen und berufliche Befriedigung. Und der technische Fortschritt wird mit Sicherheit auch in Zukunft dafür sorgen, daß der Reiz des Neuen nicht verloren geht, aber auch der Zwang zum Lernen nie aufhört.

Anhang

- Dokumentationsbogen für den angiologischen Untersuchungsbefund (s. S. 156, 157),
- Terminologie der Ultraschallgefäßdiagnostik (s. S. 158 ff.),
- Richtlinien für die Durchführung Doppler- und duplexsonographischer Untersuchungen peripherer Arterien und Venen, extrakranieller hirnversorgender Halsarterien und intrakranieller Arterien (s. S. 167 ff.).

Dokumentationsbogen für den angiologischen Untersuchungsbefund

Allgemeine Untersuchung

RR re.:   RR li.:   Puls/min:
Länge: cm   Gewicht: kg
Alkohol: Rauchen: Zigaret./Zigar./Pfeifen/d.

Allergien:
Medikamente:
Operationen:
Schwangerschaften:
Chron. Krankheiten:
Weitere Anamnese:

Angiologische Untersuchung

	re.	li.	
	Palpation		Auskultation
A. carotis:			
A. temp. superfic.:			
A. subclavia:			
A. brachial.:	A. radialis:		A. ulnaris:
Aorta abdom.:			
A. femoralis:			
A. poplitea:			
A. tib. post.:	A. dors. ped.		
Herz:			
Lunge:			

Ultraschall-Doppler-Untersuchung:

Periphere Arterien:

		Druck i. A. cubiti i. Liegen (USD):	re./li.
		Quot.:	Grad.:
Periphere Druckmessung:	A. tib. post.:	re. li.	
(A. fibularis)	A. tib. ant.:	re. li.	

Periphere Hämotachygramme qualitativ:

Hirnversorgende Arterien: Kompression:
Indirekt-orbital: A. supratrochlearis:
A. supraorbitalis:

Direkte Beschallung:
A. carot. comm.:
A. carot. int.:
A. carot. ext.:
A. vertebralis:
A. subclavia:

Venös: Atemabhängigkeit Valsalva-Tourniquet A-Geräusche S-Geräusche
– Leistenbeuge
– Kniekehle
– Vv. tib. post.
– V. saphena magna
– V. subclavia/axill.
– Ergänzende Untersuchungen:

Dokumentationsbogen für den angiologischen Untersuchungsbefund 157

Duplexsonographie

Transkranielle Doppler-Sonographie

Lichtreflexionsrheographie

Wiederauffüllzeit re.:   s; li.:   s (Norm > 25 s)
Bemerkung:

Elektronische Pulsoszillographie

Volumetrie

rechts vor Belastung: ml; links vor Belastung: ml
rechts nach Belastung: ml; links nach Belastung: ml
Bemerkung:

Venenverschlußplethysmographie:

rechts: ml in Ruhe;   links: ml in Ruhe
           ml bei Stauung; ml (80 mmHg, mindestens 1 min)
           ml nach Stauung; ml (nach _____ s)
Venöse Kapazität pro 100 ml Gewebe: re.:   ml; li.:   ml
Initialer max. venöser Abstrom: re.:   ml/min; li.:   ml/min
Bemerkung:

Laufbandergometrie

Bei_____km/h und 10% Steigung
schmerzfreie Gehdauer_____s, entspricht_____m Gehstrecke re./li.
maximale Gehdauer_____s, entspricht_____m Gehstrecke.

EKG:

Schellong-Test

RR re.:   RR li.:   sitzend
RR re./li.:   stehend
nach 1 min: stehend
nach 3 min: stehend
nach 6 min: stehend

Wichtige Laborwerte

Sonstige Untersuchungen

Beurteilung, Diagnose und Therapievorschläge: siehe Arztbericht.

Terminologie der Ultraschallgefäßdiagnostik
(Aus Widder et al. [41])

Terminologische Vereinbarungen werden in der Medizin nicht selten als überflüssiger Formalismus betrachtet, dessen Beachtung viel Zeit kostet, an der Korrektheit oder Fehlerhaftigkeit eines Befundes oder einer Diagnose jedoch nichts ändert. Mag dieses Urteil auch für manche Bereiche zutreffen, so gilt es sicherlich nicht für die Ultraschalldiagnostik. Hauptursache dafür ist, daß es sich bei der Sonographie im Gegensatz zu Verfahren wie der Computer- oder Kernspintomographie um eine Methode handelt, die nur sehr beschränkt einer Nachbeurteilung anhand der Bild- oder Kurvendokumentation zugänglich ist. Diagnostische Aussagen beruhen daher überwiegend auf dem schriftlich niedergelegten Befund, der zwangsläufig auch die Basis für Verlaufsbeobachtungen darstellt. Diese Tatsache betrifft in besonderem Maße die Ultraschallgefäßdiagnostik, die neben der Beobachtung am Bildschirm die Erfassung akustischer, ebenfalls nur unzureichend dokumentierbarer Phänomene erfordert.

Nachdem für die Doppler- und Duplexsonographie der hirnversorgenden und der peripheren Arterien und Venen bislang keine allgemein anerkannte, einheitliche Terminologie existiert, hat sich der Arbeitskreis Gefäßdiagnostik der Deutschen Gesellschaft für Ultraschall in der Medizin (DEGUM) im Rahmen einer wissenschaftlichen Sitzung anläßlich des Dreiländertreffens der Ultraschallgesellschaften 1988 in Lugano und auf einer Klausurtagung im Sommer 1989 in Buchenbach bei Freiburg mit dieser Problematik beschäftigt. Die vorliegende Zusammenfassung gibt die wichtigsten Ergebnisse wieder, die von den Referenten der beiden Treffen überarbeitet und in Tabellenform gebracht wurde. Um den Umfang nicht zu groß werden zu lassen, beschränkt sich die Zusammenstellung auf relevante Begriffe, die in Befundbeurteilungen Anwendung finden. Zu jedem Begriff findet sich eine kurze Erläuterung seiner Bedeutung. Soweit erforderlich, wird auch auf Indikationen verwiesen und werden Hinweise zur praktischen Befundbeurteilung gegeben. Außerdem werden Synonyme für die angegebenen Termini erwähnt und nicht empfehlenswerte Begriffe genannt. Angloamerikanische Begriffe, die auch im deutschen Sprachraum Anwendung finden, sind zusätzlich in Klammern eingefügt.

Tabelle 1. Allgemeine Begriffe der Doppler-Sonographie

Begriff	Bedeutung	Synonyme	Nicht empfehlenswert
Doppler-Signal	Akustisch hörbar gemachtes Doppler-Frequenz-Spektrum bei Verwendung von Ultraschallgeräten, die nach dem Dopplerprinzip arbeiten		Doppler-Geräusch
Doppler-Strömungskurve	Amplituden-Zeit-Kurve des Doppler-Frequenz-Spektrums, z. B. mit dem Nulldurchgangszähler („zero crosser") erzeugt	Analogpulskurve Strömungspulskurve Strömungsgeschwindigkeitskurve	Flußkurve
Doppler-Frequenz-Zeit-Spektrum	Darstellung des Doppler-Frequenz-Spektrums über der Zeit	Doppler-Strömungs-Spektrum (spectral waveform)	
Doppler-Frequenzdichte-Spektrum	Darstellung der Häufigkeitsdichteverteilung des Doppler-Frequenz-Spektrums in einem definierten Zeitintervall im Herzzyklus	(Power spectrum)	
Frequenzdichte – hoch – niedrig	Relative Häufigkeit auftretender Frequenzen im Frequenz-Zeit- oder Frequenzdichte-Spektrum	Intensitätsreiche/-arme Frequenzanteile	
Strömungsstörung	Abweichung der über den Gefäßquerschnitt verteilten Strömungsgeschwindigkeitsanteile („Strömungsfäden") vom physiologischen, an Arterien rotationssymmetrischen („laminaren") Profil	Strömungs-verwirbelung	Rauhigkeit
Turbulenzen	Strömungsstörung bei Überschreiten der Reynolds-Zahl z. B. aufgrund hochgradiger Stenosen		
Ablösungsphänomene	Strömungsstörung durch Ablenkung der Strömungsfäden z. B. bei Gefäßerweiterungen, -abzweigungen und -biegungen		Turbulenzen
Strömungsrichtung – orthograd/antegrad – retrograd	Ortho-/antegrad: physiologische Strömungsrichtung im betreffenden Gefäßabschnitt retrograd: gegenläufige, pathologische Strömung	Vorwärts-/Rückwärtsfluß	

Tabelle 1 (Fortsetzung)

Begriff	Bedeutung	Synonyme	Nicht empfehlenswert
Amplitude der Strömungskurve – Amplitudenminderung – Amplitudenerhöhung	Höhe der Doppler-Strömungskurve (Analogpulskurve)		Flußminderung Flußerhöhung Strömungsminderung/-erhöhung
Pulsatilität – hoch – niedrig	Systolisch-enddiastolisches Verhältnis der Doppler-Strömungskurve bzw. des Frequenz-Zeit-Spektrums	Enddiastolischer Strömungsanteil, relative diastolische Amplitude	Pulskurvenmodulation Strömungsprofil
Pulsatilitätsindex (PI) nach Gosling	$= \dfrac{\text{max.syst. Amplitude} - \text{min. diast. Amplitude}}{\text{über Herzaktion gemittelte Amplitude}}$ Parameter zur Beurteilung des Schweregrades peripherer Gefäßobstruktionen	Gosling-Index	
Resistenzindex (RI) nach Pourcelot	$= \dfrac{\text{max. syst. Amplitude} - \text{min. diast. Amplitude}}{\text{maximale systolische Amplitude}}$ Parameter zur Beurteilung des peripheren Widerstands in Arterien	Pourcelot-Index	
Systolische Spitzenumkehr	Zur Nullinie hin gerichtete Spitzen in der Doppler-Strömungskurve während der Systole, bedingt durch das Auftreten intensitätsreicher niederfrequenter Anteile	Systolische Senke	Rauhigkeit
Systolisches Fenster	Physiologisches Überwiegen höherfrequenter Anteile während der Systole im Doppler-Frequenz-Zeit-Spektrum	(Systolic window)	
Spektrumverbreiterung	Verbreiterung des Doppler-Frequenzdichte-Spektrums über den physiologischerweise vorhandenen Frequenzbereich hinaus, bedingt durch das Auftreten intensitätsreicherer niederfrequenter Anteile bei Strömungsstörungen	(Spectral broadening)	

Terminologie der Ultraschallgefäßdiagnostik

		Flaues Signal
		Frühdiastolischer Dip Frühdiastolischer Rückfluß Postsystolischer Rückfluß
Verlangsamter systolischer Anstieg	Verzögerter systolischer Anstieg der Doppler-Strömungskurve hinter einem hochgradigen Strombahnhindernis	
Frühdiastolische Rückströmung	Herzwärts gerichtete frühdiastolische Strömungskomponente in peripheren Arterien, bedingt durch Reflexionsphänomene bei hohem peripheren Gefäßwiderstand	
Meßvolumen – Vergrößerung – Verschiebung	Entlang der Schallachse verschiebliches Zeitfenster zur selektiven Erfassung von Doppler-Frequenz-Verschiebungen in definierbaren Tiefen bei Verwendung eines gepulsten Doppler-Gerätes	(Sample volume)

Tabelle 2. Doppler-Sonographie der hirnversorgenden Arterien

Begriff	Bedeutung	Synonyme	Nicht empfehlenswert
Hämodynamische Relevanz einer Stenose	Beeinträchtigung des Strömungsvolumens in einem stenosierten Gefäß, nicht zu verwechseln mit der Bedeutung einer Stenose für die Hirndurchblutung, welche durch die Kollateralversorgung mitbestimmt ist		
Steal-Effekt – inkomplett/komplett – in Ruhe/u. Belastung	Umverteilung von Blut in einem komplexen Gefäßabschnitt durch eine vorgeschaltete Obstruktion, z.B. eine Subklavia-Stenose	Steal-Phänomen	Steal-Syndrom Passager/permanent
Systolische Entschleunigung	Kurzzeitig reduzierte Strömungsgeschwindigkeit während der Systole bei inkomplettem Steal-Effekt (nicht zu verwechseln mit der systol. Spitzenumkehr)	Systolische Dezeleration	
Pendelfluß	Während des Herzzyklus unphysiologisch wechselnde ortho-retrograde Strömungsrichtung, z.B. beim Subclavian-Steal-Effekt		
Schallfenster – temporal (vorn/hinten) – orbital – nuchal (rechts/Mitte/links)	Zugangswege zur Doppler-sonographischen Beschallung der Hirnbasisarterien		
Transtemporale Signalintensität – gut – mäßig – unzureichend – fehlend	Formale Beurteilung der Signalqualität bei Untersuchung der Hirnbasisarterien Gut: Strömungsspektrum mit ausreichend dargestellter Hüllkurve Mäßig: Strömungsspektrum ohne ausreichend dargestellte Hüllkurve Unzureichend: nur akustisch beurteilbares Doppler-Signal Fehlend: fehlendes Doppler-Signal		

Terminologie der Ultraschallgefäßdiagnostik

Begriff	Bedeutung	Synonyme	Nicht empfehlenswert
Systolischer Knöchelarteriendruck	In Knöchelhöhe mittels Blutdruckmanschette und Detektion von Doppler-Signalen der A. tibialis posterior und/oder A. dorsalis pedis gemessener systolischer Blutdruck (im Falle einer vorgestellten Gefäßobstruktion postokklusiver Druck)	Doppler-Druckmessung der A. tibialis posterior	Knöcheldruck
Doppler-Druckdifferenz	Vergleich der mittels Blutdruckmanschette und Detektion von Doppler-Signalen an zwei Meßpunkten ermittelten systol. Druckwerte (physiol.: Druck distal an unteren Extremitäten höher als proximal an oberen Extremitäten; pathol.: Druckdifferenz über einer Gefäßobstruktion	Doppler-Druckgradient	
Doppler-Druckquotient	$= \dfrac{\text{systolischer Druck distal (Bein)}}{\text{systolischer Druck proximal (Arm)}}$ Informiert über hämodynamische Kompensation von Gefäßobstruktionen. Von systemischen und peripheren Druckwerten unabhängiger Index, zur Diskriminierung gesunder und kranker Kollektive geeignet („Grenzwert 1")	(Pressure ratio)	Knöcheldruckquotient
Doppler-Druckmessung nach Belastung	Messung des arbeits- bzw. hyperämiebedingten Blutdruckabfalls in der unteren Extremität. Geeignet zur Diskriminierung bei grenzwertigen Ruhedruckwerten (physiol.: 90% des Ausgangsdrucks nach 1 min erreicht; pathol.: nach 1 min weniger als 90%)	Doppler-Belastungsdruckmessung	Knöcheldruckmessung nach Belastung
Etagenweise Doppler-Druckmessung	Bestimmung von Doppler-Druckdifferenzen über mehrere Meßbereiche (proximaler, distaler Abschnitt des Oberschenkels; proximaler, distaler Abschnitt des Unterschenkels)	Doppler-Segmentdruck-Messung	Stufendruckmessung
Direktionale Doppler-Sonographie peripherer Arterien	Qualitative Beurteilung der Doppler-Strömungskurve bzw. des Doppler-Strömungsspektrums (physiol.: triphasischer Kurve; pathol., postokklusiv monophasische Kurve)		
Doppler-Hohlhandbogen-Test	Überprüfung der Durchgängigkeit des arteriellen Hohlhandbogens mittels Doppler-Sonographie der A. radialis/A. ulnaris (physiol.: Strömungsumkehr während proximaler Kompression der A. radialis aufgrund retrograden Zustroms über die A. ulnaris)		Doppler-Hohlhandtest

Tabelle 4. Doppler-Sonographie der Venen

Begriff	Bedeutung	Synonyme	Nicht empfehlenswert
Spontanes venöses Doppler-Strömungssignal (Strömungskurve)	Strömungssignal(-kurve) von Venen, das (die) unter Standardbedingungen (Lagerung, Sondenhaltung) abgeleitet wird	(Spontaneous sounds) (S-sounds)	Normale Strömungssignale
Provoziertes venöses Doppler-Strömungssignal (Strömungskurve)	Strömungssignal(-kurve) von Venen bei standardisierten Provokationsmanövern (s. u.)	Induziertes venöses Strömungssignal (augmented sounds, A-sounds)	
Atmungsabhängiges venöses Doppler-Strömungssignal (Strömungskurve)	Strömungssignal(-kurve) von Venen, das (die) in Abhängigkeit von normaler und/oder vertiefter Bauchatmung abgeleitet wird		Atemabhängiges Strömungssignal
Doppler-Strömungskurve bei vertiefter Bauchatmung	Änderungen des Verlaufs der Doppler-Strömungskurve infolge verstärkter intraabdomineller Druckschwankungen bei vertiefter Atmung		Strömungskurve bei forcierter Atmung verstärkter Atmung
Doppler-Strömungskurve bei Valsalva-Preßmanöver	Änderungen des Verlaufs der Doppler-Strömungskurve bei anhaltender Betätigung der Bauchpresse infolge gegen die Klappenrichtung verlaufender Strömung	Strömungskurve bei Valsalva-Preßversuch	Valsalva-Manöver Preßmanöver Valsalva-Reflux
Doppler-Strömungskurve bei manueller Unterbauchkompression	Änderungen des Verlaufs der Doppler-Strömungskurve bei Kompression des Unterbauchs mit der flachen Hand infolge gegen die Klappenrichtung verlaufender Strömung	Strömungskurve bei Bauchkompression	
Proximaler/distaler Kompressions-Dekompressionstest	Provozierte venöse Strömungssignale, die bei bzw. nach proximal/distal der Doppler-Sonde ausgeübter Kompression der Weichteile auftreten	Doppler-KD-Test	

Tabelle 5. Allgemeine Begriffe der vaskulären Schnittbildsonographie

Begriff	Bedeutung	Synonyme	Nicht empfehlenswert
Gefäßpulsationen		Längs-/Querpulsation	
– radial	Radial: physiologische Radialpulsation in Arterien		
– axial	Axial: axiale Pulsation bei Aufprall der Pulswelle auf eine in der Strömungsachse liegende Struktur (z. B. bei hochgradiger Stenose oder bedingt durch abknickenden Gefäßverlauf)		
– lateral	Lateral: Seitwärtspulsation des gesamten Gefäßes bei Gefäßbiegungen		
Grenzzonenreflex	Im Normalfall schmale, echoreiche Struktur, die Gefäßwanddarstellung zum Lumen hin begrenzend	Innere Gefäßwandreflexion	Gefäßintima
Echodichte einer Struktur oder eines Bereichs	Beschreibung der mittleren Reflexionsdichte einer Struktur (z. B. Plaque) oder eines Bereichs (z. B. Gefäßlumen) im Vergleich zu typischen Referenzstrukturen (z. B. strömendes Blut, echoarm)	Vermehrt/vermindert Echogen	Kalzifiziert
– echoreich			
– echoarm			
Echoverteilungsmuster einer Struktur oder eines Bereichs	Beschreibung des Verteilungsmusters der Reflexionen in einer umschriebenen Struktur (z. B. Plaque) oder in einem Bereich (z. B. Gefäßlumen)		Fibrös Bröckelig
– homogen			
– inhomogen (heterogen)			
– nicht beurteilbar			
Oberfläche einer Plaque	Beschreibung der zum offenen Gefäßlumen gerichteten Oberfläche einer Plaque		Ulzeration
1. – glatt			
– unregelmäßig begrenzt			
2. – durchgehend			
– unterbrochen			
3. Nischenbildung			
4. nicht beurteilbar			

Tabelle 6. Schnittbildsonographie der hirnversorgenden Arterien

Begriff	Bedeutung	Synonyme	Nicht empfehlenswert
Beschallungsrichtung von – anterior – lateral – posterior	Standardeinstellungen von Längsschnitten durch die Karotisgabel (zusätzlich sind Querschnitte von diagnostischer Bedeutung)	– frontal – lateral – dorsal	
Bildqualität – gut – mäßig – schlecht – nicht beurteilbar	Formale Beurteilung der Bildqualität von Karotisschnittbildern gut: Gefäßlumen ohne störende Artefakte von umliegenden Gewebestrukturen abgrenzbar, A. carotis interna auf mehr als 2 cm Länge verfolgbar, im pathologischen Fall Gefäß proximal und distal einer Stenose auf mindestens 0,5–1 cm Länge eindeutig abgrenzbar mäßig: Gefäßlumen hinreichend abgrenzbar, A. carotis interna auf 2 cm Länge verfolgbar, im pathologischen Fall Gefäß proximal und distal einer Stenose (gerade) noch erkennbar schlecht: Gefäßlumen schlecht abgrenzbar oder A. carotis interna nicht über 2 cm verfolgbar oder Gefäß, insbesondere distal einer Stenose, nicht abgrenzbar		

Richtlinien zur Durchführung Doppler- und duplexsonographischer Untersuchungen peripherer Arterien und Venen, extrakranieller hirnversorgender Halsarterien und intrakranieller Arterien

Die nachfolgenden Richtlinien sind im Arbeitskreis **Gefäßdiagnostik der DEGUM** im Herbst 1990 auf Veranlassung der Kassenärztlichen Bundesvereinigung erarbeitet worden.

1. Duplexsonographische Untersuchungen an den extremitätenversorgenden Arterien sowie der Bauchaorta und ihrer Äste

Allgemeines

1. Die vorliegenden Richtlinien beziehen sich nur auf den Untersuchungsgang, die Apparaterichtlinien sind an anderer Stelle definiert (von der Kassenärztlichen Vereinigung anzuordnen).

2. Die duplexsonographische Untersuchung setzt eine klinisch-angiologische Untersuchung sowie eine Doppler-sonographische Druckmessung oder vergleichbare Untersuchung der Extremitätenarterien voraus (vgl. BMÄ/E-GO-Ziffer 675, 677, 650).

3. Die farbkodierte Duplexsonographie ist eine Modifikation der herkömmlichen Duplexsonographie mit grundsätzlich gleichem Untersuchungsgang.

Einfacher Standard, ausreichend im Sinne einer Qualitätssicherung	*Empfehlung, mögliche oder je nach Sachlage sinnvolle Erweiterung der Untersuchung und Dokumentation*
a) Äußere Untersuchungsbedingungen Die Untersuchung erfolgt am flachliegenden Patienten nach angemessener Ruheperiode. Nieren- und Beckenarterien werden beim nüchternen Patienten in Rükken- und ggfs. Seitenlage geschallt.	*a) Äußere Untersuchungsbedingungen* Die Untersuchung der Arterien der oberen Extremität kann auch in halbsitzender Stellung erfolgen.
b) Reihenfolge der Untersuchung Ableitung der einzelnen Untersuchungsstellen seitenvergleichend in einer festen laboreigenen Reihenfolge.	*b) Reihenfolge der Untersuchung* Es empfiehlt sich, eine feste Reihenfolge von zentral nach peripher einzuhalten, beginnend mit der Aorta.

c) Gerätespezifische Dokumentation
Für die Schnittbilder und Doppler-Strömungsspektren muß die Möglichkeit der Bilddokumentation auf Papier, Folie oder Film bestehen. Eine Speicherung auf anderen, z. B. elektronischen Datenträgern, ist zulässig. Die Bilddokumentation muß mit einer Patientenkennung, dem Untersuchungsdatum sowie der Benennung der dargestellten bzw. abgeleiteten Gefäße mit der Schnittbildebene versehen werden.

Ferner muß die Bilddokumentation technische Kenngrößen wie die Schallkopffrequenz, die Doppler-Sendefrequenz, die Pulsrepetitionsrate, die Filtereinstellung, die Größe des Meßvolumens und die Strömungsrichtung enthalten.

d) Befunddokumentation
Die Befundung kann beschreibend oder graphisch anhand eines Gefäßschemas erfolgen. Gefäßwandveränderungen sind nach Lage, Ausdehnung, Struktur und Oberfläche zu charakterisieren. Zusätzlich sind Normabweichungen der Gefäßweite, des -verlaufs und der Pulsation zu beschreiben. Abweichungen des Doppler-Strömungsspektrums sind quantitativ (z. B. Maximalfrequenz, winkelkorrigierte Maximalgeschwindigkeit) und qualitativ (z. B. Strömungsrichtungen) festzuhalten. Die Dokumentation sollte eine zusammenfassende Gesamtbeurteilung enthalten.

e) Zu untersuchende Gefäßabschnitte
Die Wahl der Untersuchungsstellen richtet sich nach der Fragestellung

c) Gerätespezifische Dokumentation
Die Dokumentation mittels Videorecorder ist vorteilhaft, da sie neben dem Ablauf der Untersuchung das B-Bild, das Doppler-Spektrum und das akustische Signal wiederzugeben vermag.

d) Befunddokumentation
Histologische Interpretationen sollten bei der Struktur- und Oberflächenbeschreibung vermieden werden.

e) Zu untersuchende Gefäßabschnitte
Eine umfassende Beschallung des gesamten Gefäßverlaufs kann u. U. er-

und den Ergebnissen der vorausgegangenen Untersuchungen. Die Beschallung muß über eine ausreichend lange Gefäßstrecke seitenvergleichend durchgeführt werden.

f) Zu dokumentierende Gefäßabschnitte
Im nicht pathologischen Fall sind die beschallte Region im Längsschnitt und das Doppler-Strömungsspektrum zu dokumentieren. Die kombinierte Dokumentation von Schnittbild und Strömungsspektrum auf einem Bild ist zulässig.

Pathologische Befunde sind im Schnittbild in zwei Ebenen zu dokumentieren. Bei englumigen Gefäßen genügt die Darstellung in einer Ebene, ggfs. das alleinige Doppler-Spektrum bei wenig aussagekräftiger Darstellung im B-Bild. Die Untersuchungsebenen sind auf dem Dokument zu kennzeichnen. Die Wiedergabe des Doppler-Strömungsspektrums ist obligatorisch, wobei die Lage des Meßvolumens erkennbar sein muß. Bei Stenosen muß das Doppler-Strömungsspektrum aus dem Bereich der maximalen Einengung abgeleitet sein.

forderlich sein. Bei der Untersuchung der beinversorgenden Arterien wird die Beschallung des Abgangs der A. profunda femoris empfohlen.

f) Zu dokumentierende Gefäßabschnitte
Bei Stenosen und Verschlüssen ist eine zusätzliche Dokumentation des Dopplerströmungsspektrums aus dem nachgeschalteten Gefäßabschnitt zu empfehlen. Ferner sollten Lokalisation und Ausdehnung erfaßt werden.

2. Duplexsonographische Untersuchungen an den extremitätenentsorgenden Venen sowie der V. cava

Allgemeines
1. Die vorliegenden Richtlinien beziehen sich nur auf den Untersuchungsgang, die Apparaterichtlinien sind an anderer Stelle definiert (von der Kassenärztlichen Vereinigung anzuordnen).

2. Die duplexsonographische Untersuchung setzt eine klinisch-angiologische Untersuchung sowie eine Doppler-sonographische Strömungsmessung oder

vergleichbare Untersuchung der Extremitätenvenen voraus (vgl. BMÄ/E-GO-Ziffer 652, 660, 665, 670, 671).

3. Die farbkodierte Duplexsonographie ist eine Modifikation der herkömmlichen Duplexsonographie mit grundsätzlich gleichem Untersuchungsgang.

Einfacher Standard, ausreichend im Sinne einer Qualitätssicherung	*Empfehlung, mögliche oder je nach Sachlage sinnvolle Erweiterung der Untersuchung und Dokumentation*
a) Äußere Untersuchungsbedingungen Die Untersuchungsposition richtet sich nach der Fragestellung (z. B. Thrombosediagnostik der Beinvenen im Liegen, Varizendiagnostik im Stehen und/oder Beintieflage). Die Beschallung der V. cava, Beckenvenen, Oberschenkelvenen und V. poplitea erfolgt in liegender Position, während die Untersuchung der tiefen Unterschenkelvenen im Sitzen und/oder in Beintieflage durchgeführt wird. Die V. saphena magna und parva werden im Stehen oder im Liegen in Fußtieflage abgeleitet. Die Untersuchung der Venen des Schultergürtels und der oberen Extremität kann auch in halbsitzender Stellung erfolgen.	*a) Äußere Untersuchungsbedingungen*
b) Untersuchungsmanöver Bei der Abklärung eines Thromboseverdachts kommen primär die Venenkompression mit dem Schallkopf, das Valsalva-Preßmanöver und/oder manuelle Kompressionen zur Anwendung. Bei Varikosis und Klappenfunktionsstörung werden Valsalva-Preßmanöver und manuelle Kompression eingesetzt.	*b) Untersuchungsmanöver*

c) Reihenfolge der Untersuchung
Ableitung der einzelnen Untersuchungsstellen seitenvergleichend in einer festen laboreigenen Reihenfolge.

c) Reihenfolge der Untersuchung
Es empfiehlt sich, eine feste Reihenfolge von zentral nach peripher einzuhalten, beginnend mit der V. cava bzw. den großen Gefäßabgängen.

d) Gerätespezifische Dokumentation
Für die Schnittbilder und Doppler-Strömungsspektren muß die Möglichkeit der Bilddokumentation auf Papier, Folie oder Film bestehen. Eine Speicherung auf anderen, z. B. elektronischen Datenträgern, ist zulässig. Die Bilddokumentation muß mit einer Patientenkennung, dem Untersuchungsdatum sowie der Benennung der dargestellten bzw. abgeleiteten Gefäße versehen werden.

Ferner muß die Bilddokumentation technische Kenngrößen wie die Schallkopffrequenz, die Doppler-Sendefrequenz, die Filtereinstellung, die Größe des Meßvolumens und die Strömungsrichtung enthalten.

d) Gerätespezifische Dokumentation
Die Dokumentation mittels Videorecorder ist vorteilhaft, da sie neben dem Ablauf der Untersuchung das B-Bild, das Doppler-Spektrum und das akustische Signal wiederzugeben vermag.

e) Befunddokumentation
Die Befundung kann beschreibend oder graphisch anhand eines Gefäßschemas erfolgen. Im B-Bild sind Venen nach Lage, Ausdehnung, Struktur und Kompressibilität zu charakterisieren, sowie Abweichungen der Gefäßweite im Seitenvergleich, Lumenzunahme unter Valsalva und Varianten des Gefäßverlaufs zu beschreiben.

Im Doppler-Strömungsspektrum sind Spontanfluß, Reaktionen auf Valsalva und andere Atemmanöver sowie auf manuelle Kompression zu beurteilen.

Die Dokumentation muß eine zusammenfassende Gesamtbeurteilung enthalten.

e) Befunddokumentation

3. Doppler-sonographische Untersuchungen intrakranieller hirnversorgender Arterien

Allgemeines
Mit der Beschallung intrakranieller Arterien kann der Status dieser Arterien erhoben werden. Dieses Verfahren kann auch für die Überwachung bei diagnostischen und therapeutischen Eingriffen und für Funktionstests eingesetzt werden. Hier soll nur die erstgenannte Anwendung berücksichtigt werden. Die Durchführung der intrakraniellen Untersuchung setzt die vollständige Untersuchung der extrakraniellen hirnversorgenden Arterien voraus.

Einfacher Standard, ausreichend im Sinne einer Qualitätssicherung	*Empfehlung, mögliche oder je nach Sachlage sinnvolle Erweiterung der Untersuchung und Dokumentation*
a) Äußere Untersuchungsbedingungen Der Patient soll liegend oder in einer entspannten, halb sitzenden Position untersucht werden, wobei eine Möglichkeit, den Kopf zu stabilisieren (fixieren) bestehen soll.	*a) Äußere Untersuchungsbedingungen* Eine Position des Untersuchers hinter dem Kopf des Patienten ist bei der Sondenmanipulation hilfreich und wird von den meisten Untersuchern bevorzugt.
b) Gerätespezifische Dokumentation Es muß die Möglichkeit der Bilddokumentation der Doppler-Strömungsspektren, z.B. auf Papier oder Film, bestehen, eine Speicherung auf anderen, z.B. elektronischen Datenträgern, ist möglich. Die Bilddokumente müssen mit Patientenkennung, Untersuchungsdatum, Bezeichnung des untersuchten Gefäßes, der Strömungsrichtung und Untersuchungstiefe versehen werden.	*b) Gerätespezifische Dokumentation* Die Bilddokumente sollten technische Kenngrößen wie die Sendefrequenz, Pulsfrequenz und Größe des Meßvolumens enthalten.
c) Befunddokumentation Die Befundung kann beschreibend oder graphisch mittels eines Gefäßschemas erfolgen, wobei der gewählte Zugang und die Untersuchungstiefe zu vermerken sind. Abweichungen	*c) Befunddokumentation*

des Doppler-Strömungsspektrums sind quantitativ (z. B. Maximalfrequenz) und qualitativ (z. B. Strömungsstörung) festzuhalten. Einschränkungen der Darstellbarkeit oder der Signalqualität sind ggf. zu vermerken. Die Dokumentation sollte eine zusammenfassende schriftliche Beurteilung enthalten.

d) Zu untersuchende Gefäßabschnitte
Bei transtemporaler Beschallung sollen der Karotissyphon, die Aa. cerebri media, -anterior, -posterior im Verlauf; bei transnuchaler Beschallung die Aa. vertebrales, ggf. die A. basilaris bis zur maximal erreichbaren Untersuchungstiefe beschallt werden.

d) Zu untersuchende Gefäßabschnitte
Unter Reduktion der Sendeleistung ist der Karotissiphon transorbital zusätzlich zu untersuchen.

e) Zu dokumentierende Ableitestellen
Im Normalfall sollen auf beiden Seiten die Signale der Aa. cerebri media, -anterior, -posterior je einmal sowie bei transnuchaler Beschallung das Signal in größter Untersuchungstiefe dokumentiert werden. Jeder pathologische Befund ist zu dokumentieren, bei Stenosen wenn möglich inklusive poststenotischem Abschnitt.

e) Zu dokumentierende Ableitestellen
Zusätzlich sollten die Befunde am Karotissiphon und die Untersuchungen beider Vertebralarterien dokumentiert werden.

4. Duplexsonographische Untersuchungen der hirnversorgenden (supraaortischen) Arterien

Allgemeines
1. Die vorliegenden Richtlinien beziehen sich nur auf den Untersuchungsgang, die Apparaterichtlinien sind an anderer Stelle definiert.

2. Die Durchführung der Duplexsonographie an den supraaortischen Gefäßen setzt die vollständige Untersuchung der extrakraniellen hirnversorgenden Arterien mittels konventioneller CW-Doppler-Sonographie voraus (vgl. BMÄ/ E-GO Ziffer 686).

3. Die farbkodierte Duplexsonographie ist eine Modifikation der herkömmlichen Duplexsonographie mit grundsätzlich gleichem Untersuchungsgang. Für die Dokumentation müssen noch Mindestanforderungen definiert werden.

Einfacher Standard, ausreichend im Sinne einer Qualitätssicherung	*Empfehlung, mögliche oder je nach Sachlage sinnvolle Erweiterung der Untersuchung und Dokumentation*
a) Äußere Untersuchungsbedingungen Der Patient soll liegend oder in einer entspannten, halb sitzenden Position untersucht werden.	*a) Äußere Untersuchungsbedingungen* Eine Position des Untersuchers hinter dem Kopf des Patienten kann hilfreich sein und wird von den meisten Untersuchern bevorzugt.
b) Reihenfolge der Untersuchung Ableitung der einzelnen Untersuchungsstellen seitenvergleichend in einer laboreigenen Reihenfolge.	*b) Reihenfolge der Untersuchung* Es empfiehlt sich eine feste Reihenfolge, z. B. von kaudal nach kranial, einzuhalten.
c) Gerätespezifische Dokumentation Für die Schnittbilder und Doppler-Strömungsspektren muß die Möglichkeit der Bilddokumentation auf Papier, Folie oder Film bestehen. Eine Speicherung auf anderen, z. B. elektronischen Datenträgern, ist zulässig. Der auf der Dokumentation dargestellte Tiefenbereich der Schnittbilder darf 6 cm nicht überschreiten. Die Bilddokumentationen müssen mit einer Patientenkennung, dem Untersuchungsdatum sowie der Benennung der dargestellten bzw. abgeleiteten Gefäße versehen werden.	*c) Gerätespezifische Dokumentation* Die Bilddokumentationen sollten technische Kenngrößen, wie z. B. die Sendefrequenz des B-Bild- und Dopplerteils, die Pulsrepetitionsrate, die Größe des Meßvolumens, die Filtereinstellung und die Strömungsrichtung enthalten.
d) Befunddokumentation Die Befundung kann beschreibend oder graphisch anhand eines Gefäßschemas erfolgen. Gefäßwandveränderungen sind nach Lage, Ausdehnung, Struktur und Oberfläche zu	*d) Befunddokumentation* Histologische Interpretationen sollten bei der Struktur- und Oberflächenbeschreibung vermieden werden.

charakterisieren. Zusätzlich sind Normabweichungen der Gefäßweite, des -verlaufs und der Pulsation zu beschreiben Abweichungen des Doppler-Strömungsspektrums sind quantitativ (z. B. Maximalfrequenz, winkelkorrigierte Maximalgeschwindigkeit) und qualitativ (z. B. Strömungsstörungen) festzuhalten. Die Dokumentation muß eine zusammenfassende Beurteilung enthalten.

e) Zu untersuchende Gefäßabschnitte
Zu untersuchen ist auf beiden Seiten der darstellbare Bereich der A. carotis communis, A. carotis interna und A. carotis externa.

f) Zu dokumentierende Ableitestellen
Im nicht-pathologischen Fall ist der Übergang der A. carotis communis zur A. carotis interna im Längsschnitt sowie das Doppler-Strömungsspektrum aus dem Abgangsbereich der A. carotis interna zu dokumentieren. Die kombinierte Dokumentation von Schnittbild und Strömungsspektrum auf einem Bild ist dann zulässig, wenn dabei eine Abbildung des Gefäßes wenigstens im Maßstab 1:1 gewährleistet ist.

Pathologische Befunde sind im Schnittbild in wenigstens zwei, möglichst orthogonal aufeinander stehenden Ebenen zu dokumentieren (z. B. Beschallungsrichtung von anterior und posterior, Längs- und Querschnitt). Die Untersuchungsebenen sind auf der Dokumentation zu kennzeichnen. Bei Stenosen ist zusätzlich das Doppler-Strömungsspektrum aus dem Bereich der maximalen Einengung zu dokumentieren.

e) Zu untersuchende Gefäßabschnitte
Die zusätzliche Darstellung der A. vertebralis im Abgangsbereich und/oder intervertebralen Verlauf ist zu empfehlen.

f) Zu dokumentierende Ableitestellen
Bei Stenosen ist eine zusätzliche Dokumentation des Doppler-Strömungsspektrums aus dem nachgeschalteten Gefäßabschnitt zu empfehlen.

Literatur

1. Anderson R, Powell D, Litak J (1975) B-mode sonography as a screening procedure for asymptomatic carotid bruits. A J R 124:292
2. Arnolds BJ, Kunz D, Reutern G-M v (1989) Special resolution of pulsed Doppler technique. In vitro evaluation of the sensitivity distribution of the sample volume. Ultrasound Med Biol 15:8
3. Assmann G (1981) Früherkennung von Krankheiten als Schlüssel zur Kostendämpfung. MMW 123:109
4. Barber F, Baker D, Nation A et al (1974) Ultrasonic duplex echo-Doppler scanner. IEEE Trans Biomed Eng 21:109
5. Bork-Wölwer L, Wuppermann T (1989) Duplex-Sonographie der primären Varikosis. Ultraschall Klin Prax [Suppl] 1:24
6. Cooperberg P, Robertson W, Fry P et al (1979) High resolution real-time ultrasound of the carotid bifurcation. J Clin Ultrasound 7:13
7. Fobbe F, Ruhnke-Trautmann M, Gemmeren D v, Schulte K, Hartmann C-A, Wolf K-J (1989) Altersbestimmung venöser Thromben mit Hilfe des Ultraschalls. Ultraschall Klin Prax [Suppl] 1:24
8. Franklin DL, Schlegel W, Rushmer RF (1961) Blood flow measurement by Doppler frequency shift of back-scattered ultrasound. Science 134:564
9. Grant EG, White EM (eds) (1988) Duplex sonography. Springer, New York Berlin Heidelberg London Paris Tokyo
10. Habscheid W, Wilhelm T (1988) Diagnostik der tiefen Beinvenenthrombose durch Realtime-Sonographie. Dtsch Med Wochenschr 113:586
11. Habscheid W, Höhmann M, Klein S (1989) Kompressionssonographie als Verfahren zur Diagnose der akuten tiefen Beinvenenthrombose. Ultraschall Klin Prax [Suppl] 1:24
12. Hach W (1980) Spezielle Diagnostik der primären Varikose. Demeter, Gräfelfing
13. Heene DL (1980) Thromboseprophylaxe aus klinischer Sicht. Klinikarzt 9:764
14. Jäger K (1991) Moderne Möglichkeiten bei der Abklärung renovaskulärer Stenosen. Internist 32:127
15. Klews P-M (1989) Methode und Technik der Angiodynographie. Krankenhaus 6:339
16. Kremer H, Dobrinski W (Hrsg) (1987) Sonographische Diagnostik. Urban & Schwarzenberg, München
17. Landwehr P, Tschammler A, Höhmann M (1990) Gefäßdiagnostik mit der farbkodierten Duplex-Sonographie. Dtsch Med Wochenschr 115:343
18. Liebeskind D, Bases R, Elequin F, Neubort S, Leifer R, Goldberg R, Koenigsberg M (1979) Diagnostic ultrasound: effects on the DNA and growth patterns of animals cells. Radiology 131:177
19. Liebeskind D, Bases R, Mendez F, Elequin F, Koenigsberg M (1979) Sister chromatid exchanges in human lymphocytes after exposure to diagnostic ultrasound. Science 205:1273
20. Lotz R, Mildenberger P, Kreitner K-F, Rambow A, Schiedermeier P, Staritz M (1989) Duplexsonographie der Pfortader. Fortschr Med 107:330

21. Ludwig M (1988) Die Bedeutung der hochauflösenden Duplex-Sonographie in der Arterioskleroseforschung. Perfusion 2:56
22. Marshall M (1983) Angiologie. Springer, Berlin Heidelberg New York
23. Marshall M (1983) Die Gefäßsprechstunde. MMW Medizin, München
24. Marshall M (1984) Lassen sich Effekte von Venenpharmaka mit der Ultraschall-Doppler-Methode objektivieren? Swiss Med 6:29
25. Marshall M (1984) Praktische Doppler-Sonographie. Springer, Berlin Heidelberg New York
26. Marshall M (1987) Praktische Phlebologie. Springer, Berlin Heidelberg New York London Paris Tokyo
27. Marshall M (1988) Doppler-Sonographie: eine Einführung. Springer, Berlin Heidelberg New York London Paris Tokyo
28. Marshall M (1990) Die Duplex-Sonographie bei phlebologischen Fragestellungen in Praxis und Klinik. Ultraschall Klin Prax 5:51
29. Marshall M (1990) Die Leitveneninsuffizienz − Neue Aspekte durch die Duplex-Sonographie. MMW 132:707
30. Marshall M (1990) Sklerosierungsreaktion großer Varizen im hochauflösenden Ultraschallbild − zugleich ein Beitrag zur duplex-sonographischen Altersbestimmung venöser Thrombosen. Phlebol Proktol 19:205
31. Mildenberger P, Lotz R, Kreitner K-F (1987) Duplexsonographie der normalen Pfortader. Dtsch Med Wochenschr 112:1936
32. Miller DL, Nyborg WL, Whitcomb CC (1979) Platelet aggregation induced by ultrasound under specialized conditions in vitro. Science 205:505
33. Miyatake K, Okamoto M, Kinoshita N et al (1984) Clinical applications of a new type of real-time two-dimensional Doppler flow imaging system. Am J Cardiol 54:857
34. Sahn DJ (1985) Real-time two-dimensional Doppler echocardiographic flow mapping. Circulation 71:849
35. Salaschek M (1991) Viewing vertebral arteries by duplex scan: what to expect. Artéres et Veines X/2:125
36. Satomura S, Kaneko Z (1960) Ultrasonic blood rheography. In: Proceedings of the 3rd international conference of medical electronics. IEE, London, p 254
37. Schlüter M, Hinrichs A, Bleifeld W (1986) Farbkodierte Doppler-Echokardiographie. Dtsch Med Wochenschr 111:3
38. Seifert H, Jäger K, Jöhl H, Bollinger A (1987) Kann die Duplexsonographie die Arteriographie ersetzen? VASA [Suppl] 20:171
39. Seitz K, Kubale R (1988) Duplexsonographie der abdominellen und retroperitonealen Gefäße. Edition Medizin, Weinheim
40. Strauss AL, Soeparwata R (1991) Beitrag der Duplex-Sonographie zur Diagnose von Stenosen der A. profunda femoris. Vasomed aktuell 2:6
41. Widder B, Arnolds B, Drews S et al (1990) Terminologie der Ultraschall-Gefäßdiagnostik. Ultraschall Med 11:214−218

Sachverzeichnis

A. axillaris/brachialis 14
A. carotis communis 16, 17, 21, 23, 73, 76
  Frequenzspektrum 23
  Kompression 21
A. carotis externa 17, 77
A. carotis interna 17, 45, 77
  Abgangsstenosen 14, 24
  Stenosen 18
A. centralis retinae 143
A. facialis 21
A. femoralis 14, 69, 70
A. femoralis superficialis 138
A. fibularis 71
A. iliaca externa 69, 125
A. mesenterica superior 127
A. ophthalmica 17, 18
A. poplitea 71, 138
  Aneurysma 71
  Verschluß 71
A. profunda femoris 69, 138
A. subclavia 72, 84
  Strombahnhindernis 72
A. supraorbitalis 17, 18, 19, 21
A. supratrochlearis 17, 18, 19, 21
A. temporalis, Biopsie 26
A. temporalis superficialis 19, 21
A. thoracica interna 84
A. thyreoidea superior 77
A. tibialis anterior 71
A. tibialis posterior 71
A. vertebralis 24, 25, 45, 80, 84, 85, 133, 142
  Stromgebiet 24, 30
  topographische Einteilung 25
Aa. ciliares 143
abdominale Gefäße,
  Duplexsonographie 122
Ablösungszonen 133
Adduktorenkanal 71, 106
A-Geräusche 34, 38, 106
  Systematik 39
Aliasing 59, 60
  farbkodiertes 131

Altersbestimmung venöser Thrombosen 91, 110
Amaurosis fugax 75
Amplitudenverminderung, indirekte orbitale Untersuchung 21
Aneurysma dissecans 123
Aneurysma spurium 123
Aneurysma verum 123
Aneurysmen 65, 73, 147
Angiopathien, dilatierende 56
Annular-Array-Technik 50
Aorta abdominalis 123
Aortenaneurysmen, abdominelle 123
Aortenbifurkation 123, 125
Aortenbogen 143
Aorteninsuffizienz 44
Aortenisthmusstenose 44
Aortenstenose 44
Aortenvitien 143
Aplasie 25, 84, 133
Apoplexie 75
Arbeitsfrequenz,
  Ultraschall-Doppler-Geräte 7
Arm-Schultergürtel-Venenthrombose 105
Armvenenthrombose 36
Artefakte 60
  hilfreiche 60
Arterien
  hirnversorgende 16
  Untersuchung 73, 133
  intraabdominelle 122
  der oberen Extremität 72
  penile 143
  retrobulbäre 143
Arteriopathien, dilatierende 65, 73, 123
Arteriosklerose
  Frühformen 75
  Risikofaktoren 73
Atemabhängigkeit, Doppler-Signal 34
Atlasschlinge 25, 80, 142
Auflösung 52
  axiale 52
  laterale 52

Aufzweigungsverhältnisse,
  Karotisäste 77

Baker-Zysten 62, 71, 91
Basilarisstrombahnhindernisse 84
B-Bild-Echokardiographie 143
B-Bild-Sonographie, Kenngrößen 52
Beckenarterien 125
Beckengefäße 125
Beckenvenensporn 35
Beckenvenenstenose 36
Beckenvenenthrombose 35, 39, 42
Befunddokumentationsbogen 79
Bein-Becken-Venenthrombose 105
Beinbeschwerden, unklare 118
Beinveneninsuffizienz, proximale 40, 41, 87, 91, 102, 112, 118, 121
Beinvenenthrombose 42
Beschallungswinkelprobleme 32
Beugung 60
Blutdruckmessung 12, 45
Blutströmungsgeschwindigkeit 6, 7, 8, 84
B-Mode 57
Brechung 60
Bypass 70

Carotis-interna-Abgangsstenosen 14
Carotis-interna-Stenosen 18
chronische Veneninsuffizienz (CVI) 87
Ciminofisteln 68
continuous wave (CW) 6
Curved-Array-Technik 50

Dämpfung 3, 52
Dauerhypertonie, venöse 115
Diabetes mellitus 69
Dialyse-Shunts 147
Diameter wichtiger Gefäße 56
Diameterstenose 31
Diameterwerte 95, 104
Digitalarterien 72, 143
Dilatation, thrombosierte Vene 107
dilatierende Angiopathien 56
dip 14
  frühdiastolischer 14
direkte Untersuchung
  des Karotisstromgebiets 30
Dissektion (im Karotisgebiet) 75
Dodd-Perforansvenen 121
Dokumentationsbogen für den angiologischen
  Untersuchungsbefund 155
Dokumentationsweise 54
Doppler-Angiographie 9
Doppler-Effekt 6
Doppler-Frequenzspektren 21
  quantitative Analyse 21

Doppler-Frequenzverschiebung 7, 8
Doppler-Signal, Atemabhängigkeit 34
Doppler-Sonographie
  direktionale 47
  gepulste 57
  transkranielle 11, 151
Doppler-Teil 49
Doppler-Verschiebung 7
Duplexsonden 50
Duplexsonographie 49
  abdomineller Gefäße 122
  besondere Einsatzmöglichkeiten 143
  farbkodierte 131
  Indikationen 91
  Untersuchung des arteriellen Systems 64
Duplexsystem 11
Duplexuntersuchung, Gefährdung 151
D-Wert 17
dynamischer Bereich 52

Einklemmungssyndrom
  (Entrapment-Syndrom) 68, 71
Embolien, arterioarterielle 64
Empfangsverstärkung (gain) 54
endangiopathische Veränderungen 65
endinspiratorischer Stopp 34, 35
Enteropathien, ischämische 143
Entrapment-Syndrom 68, 71
Erschöpfbarkeit 38
Exkavationen 73, 80
Extremitätenarterien, Untersuchung 138
Extremitätenvene 95

Farbduplexsonographie 49, 50
  besondere Einsatzmöglichkeiten 143
  transkranielle 149
Fast-Fourier-Transformation (FFT) 21, 50
Femoralisbifurkation 69
Femoralisgabel 65
Fingerdurchblutungsstörungen,
  vibrationsbedingte 45
Fistelbildungen, arteriovenöse 123
Fisteln, arteriovenöse 46, 68, 147
  Kurzschlußvolumina 147
Foramen transversum 84
Frequenz
  maximale enddiastolische 23
  mittlere enddiastolische 23
Frequenzanalysen 9, 23
Frequenzspektrum 7, 21, 23, 50
Frequenzspektrumanalyse 9
Frequenzverschiebungen 23, 24
Fundusveränderungen, ischämische 75
Funktionsprüfung, Ramus communicans
  anterior 21

Sachverzeichnis

gain 54
Gastroknemiusmuskelvenen 106
Gefäßdarstellung, dreidimensionale
 farbkodierte 149
Gefäßerkrankungen,
 immunologisch-entzündliche 46
Gefäßhypoplasien 73
Gefäßverschlüsse, echoarme 142
Gefäßwanddegenerationen, zystische
 65, 71
Gefäßwanddissektion 81
Gefäßwandveränderungen 111
Gefäßwiderstand, peripherer 14
Geschwindigkeitsprofil 47
Gewebserwärmung 151

Hagen-Poisseuille-Gesetz 16
Hämotachygramm (HTG) 9, 12
Hämotachygramm, arterielles 14
Herzvitien 44
Hirntod 45
Hochwiderstandstyp 10, 14, 35
Hoden 147
Hodendurchblutung 45
Hohlhandbögen 45
Hypertension, portale 129
Hypertonie, orthostatische venöse 117
Hyperzirkulation
 arterielle 43
 portale 129
 venöse 43
Hypoplasien 25, 56, 84
Hypothenar-Hammer-Syndrom 45

Impedanz 57
Impotenz 45
Impotenzdiagnostik 143
Impulsrepetitionsfrequenz 60
Indikationen zur Duplexsonographie 91
indirekte orbitale Untersuchung 17, 30
Inkompetenz, frühe 102, 115, 121
Innenschicht
 echoarme 73
 echoreiche 95
Insuffizienzstrecke 139
Intensität, relative 52
Internapseudoobstruktionen 81
Ischämien, periphere 147
Ischämiesyndrom, akrales 45, 143

Karotidodynie 75
Karotisgebiet, Stenose 16
Karotisstenosen, Operation 46
Karotisstromgebiet 16, 30
Katheterrekanalisationen 68
Kavitation 151

Kenngrößen, B-Bild-Sonographie 52
Kinking, femoropopliteales 115
Klappeninsuffizienz 34, 35, 40, 115
Kollateralgefäße 138
Kollateralvarizen 87
Kollateralvene 39
Kompressibilität 107
 des frischen Thrombus 107
Kompression (einer Vene) 87
 A. carotis communis 21
Kompressionssonographie 107
Kompressionstests 19, 20, 21
Kompressionstherapie 102, 122
Kontrastmittel, Sonographie 149
kostoklavikuläre Enge 72
Krosse 41
Krossektomie 122
Krosseninsuffizienz 112
Kurzschlüsse, arteriovenöse 44, 87
Kurzschlußvolumina 147
 arteriovenöse Fisteln 147

Leitvenen 33, 139
Leitveneninsuffizienz (LVI) 41, 87, 91, 102,
 112, 113, 115, 120, 121, 139
 degenerativ-dilatative 113
 proximale 118
  Einteilung 119
  Stadieneinteilung 121
Leitvenenthrombosen 142
Lichtreflexionsrheographie 90
Linearscanner 50
Linsen, akustische 60
Lipomatose 147
Lipödeme 91, 94, 147
Lungenembolie 87
Lymphangitis 42
Lymphödeme 91, 94, 147
Lysierbarkeit 102

Magnainsuffizienz 112, 118
Magna-Krosse 118
Mamma 147
Maximalfrequenz 23
Maximalgeschwindigkeit, systolische 81
May-Kollaterale 147
Mediasklerose 68, 71, 147
Membrana interossea 71
M-Mode 57
Morphologie, sonographische 80
Muskelveneninsuffizienz 112
Mündungsinsuffizienz (der Stammvenen) 91

Nebenkeulenartefakt 60
Niederwiderstandstyp 10, 14
Nieren, transplantierte 147

Nierenarterien 127
Nierenarterienstenosen 127, 129
Null-Durchströmung 20, 21

Oberschenkelvenenthrombose 40
Organarterien, abdominelle 127
Outphaser 9

Parietalthrombus 65
Parkes-Weber-Syndrom 46
Pendelfluß 20
Penisarterien 72
Perforansinsuffizienz 87
Perforansvenen 42, 105
  Insuffizienz 41, 91, 102, 117
Pfortader 129
Pfortaderdurchblutung 129
Pfortaderdurchmesser 129
Pfortaderthrombose 129
Phased-Array-Technik 50
Phlebodynamometrie 90
Phlebographie 87, 90
Plaque
  arteriosklerotische 65
  harte 56
  verkalkte 60
  weiche 56
Plaqueanteile, echoarme 133
Plaqueeinblutungen 80
Plaquemorphologie 50
  sonographische 80
Popliteaaneurysma 71
Popliteaverschluß 71
postthrombotisches Syndrom 34, 37, 40, 87, 91, 94, 112, 120, 139
PRIND (prolonged reversible ischaemic neurological deficit) 75
PRINS (partiell reversible ischämisch-neurologische Symptome) 75
Profundaabgangsstenose 70
Profundaplastik 70
Pseudocontinuous-wave-Betrieb 59
Pseudoobstruktion 80
Pulsatilitätsindex (PI) nach Gosling 14, 15, 24
Pulsatilitätsverlust 16
Punktion eines Gefäßes 45

Querschnittstenose 31

Ramus communicans anterior,
  Funktionsprüfung 21
Randschatten 59, 60
Rauschen, sondennahes 60
Raynaud-Syndrom 45
Reflexion 52

Refluxe 139
Refluxstrecke 121
Regio poplitea 106
Rekanalisation 107
Restkomprimierbarkeit 107
Rezirkulation, diastolische 44
Richtungsunterscheidung 9
Rupturrisiko eines Aneurysmas 123

sample volume 50, 57
Saphenamündungsinsuffizienz 139
Schallauslöschung 60
Schallkeule 52
Schallköpfe 49
Schallschatten 60
Schallschattenzonen 59
Schallverstärkung 61
  dorsale 52, 60
Scheitelfrequenz
  maximale systolische 23
  mittlere systolische 23
Schichtdickenartefakt 62
Schichtdickenphänomen 60, 61
Schilddrüse 147
Schlingenbildungen 133
Schwangerschaftsbetreuung 147
Schwindel 75
Sektorscanner 50
Sendefrequenz 8
S-Geräusche 34, 39, 40
Shanon-Theorem 131
Sklerosierungstherapie 91, 102, 122
Sonden, miniaturisierte 149
Sonographie
  der Gefäße 49
  Kontrastmittel 149
speckle 52
Spektralverbreiterungsparameter 24
Spiegelbilder, akustische 60
Sprunggelenkvenenpumpe 38
Stammvenen, Mündungsinsuffizienz 91
Stammveneninsuffizienz 41, 91, 112
Stammvenenmündungen 102, 103
Stauungsbeschwerden 121
Stauungsvarizen 87
Stenose(n) 84
  echoarme 142
  im Karotisgebiet 16
  maligne 56, 73
  multiple 138
Stenosebereich 12
Stenosebeurteilung 81
Stenosegrad 81, 84
Stenosegradbeschreibung 31
Stenoseprogression 75
Stenosierung, proximale 14

Sachverzeichnis

Strahlenhygiene 47
Streuung 52
Strippingoperation 122
Strombahnhindernisse, supraklinoidale 17
  regionale 147
Strömungsgeräusch 75
Strömungsgeschwindigkeit, Medianwert 133
Strömungsumkehr 20
Stromzeitvolumina 57
Sturzattacke 75
Subaortenstenose, idiopathische
  hypertrophische 44
Subklavia-Anzapfsyndrom (subclavian
  steal) 25, 27, 28
Subklaviastrombahnhindernis 72
Symptome, ischämische neurologische 75
Synkope 75

Taschen-Doppler, nichtdirektionaler 5
Terminologie der
  Ultraschallgefäßdiagnostik 158
Thermographie 90
Thrombektomie 46, 91
Thromben
  echoarme, nur stenosierende 139
  flottierende 91
  stenosierende 91, 102
Thrombolyse 46, 91, 102, 111
Thrombophlebitis 87
  oberflächliche 42
Thrombose 87
  tiefe 34
Thrombosealter 36
Thrombosediagnostik 91, 107
Thrombozytenaggregate 151
Thrombozytenaggregationshemmer 69, 73
Thrombus 105
  Echogenität 111
  Kompressibilität 111
Thrombusaltersbestimmung 91, 102, 109
Thrombusaltersbeurteilung 111, 112
Thrombusmorphologie 94
Thrombusrekanalisation 91
Tiefenausgleich (time gain
  compensation) 3, 52
  automatischer 60
Todeszeichen 45
Torschaltung 50, 57
transfasziales System 87
transitorische ischämische Attacken
  (TIA) 26, 73, 75
transkranielle Dopplersonographie 11, 151
transorbitale Beschallung 151
Trendkurve 9
Trikuspidalvitien 44
Triplexsonographie 131, 142

Truncus coeliacus 127
Truncus thyreocervicalis 84
Turbulenzen 133

Ultraschall, hochfrequenter 5
Ultraschall-Doppler-Geräte,
  Arbeitsfrequenz 7
Ultraschall-Doppler-Methode, spezielle
  Anwendungen 45
Ultraschall-Doppler-Untersuchung
  (USD-Untersuchung)
  direktionale 5
  Gefährdung 151
  nichtdirektionale 12
Ultraschallautstärke, relative 52
Ultraschallbioeffekte 151
Ultraschalldosisgrenzwerte 151
Ultraschallfrequenz 8
Ultraschallgefäßdiagnostik,
  Terminologie 158
Ultraschallimpulswiederholungsfrequenz
  59
Ultraschallsendefrequenz 7
Ultraschallstrahleinfallswinkel 7, 8
Ultraschallwellen (US-Wellen) 3
Unterschenkelleitvenenthrombosen 139
Unterschenkelvenen 33, 106
Unterschenkelvenenthrombose 40
Untersuchung
  direkte 16, 30
  direktionale 12
  der hirnversorgenden Arterien 73
  indirekte orbitale 17, 30
  kombinierte 30
  des venösen Systems 87
Untersuchungen, doppler- und
  duplexsonographische, Richtlinien zur
  Durchführung 167
Untersuchungsbefund, angiologischer,
  Dokumentationsbogen 155
Untersuchungsbereich (sample volume) 50,
  57
uterovaskuläres Syndrom 94

V. cava inferior 33, 125
  Kompression 123
V. femoralis 33, 35, 41
V. femoralis communis 33, 40, 104, 105,
  112, 118
V. femoralis superficialis 33, 104, 105, 106,
  118, 139
  Reflux 121
V. iliaca communis 33
V. iliaca externa 33, 105
V. lienalis 129
V. poplitea 33, 40, 118

V. profunda femoris 112, 118
V. saphena magna 33, 40, 42, 104, 118
V. saphena parva 33, 40, 102
V. vertebralis 84
Valsalva 34
Valsalva-Manöver 41, 103
Varikosis
  sekundäre 87
  tiefe 112
Varizen, primäre 87
Varizenchirurgie 91, 102
Vene
  gedoppelte 107
  thrombosierte, Dilatation 107
Venen
  intraabdominelle 128
  periphere, Untersuchung 139
Venenerkrankungen
  degenerative, dilatierende 87
  entzündliche, thrombosierende 87
  systematische Einteilung 87
Veneninsuffizienz 40
  chronische (CVI) 87, 113, 117
Venenklappen 87
Venensterninsuffizienz 112

Venensystem 87, 95
  peripheres 104
Venenthrombose(n) 36, 40, 87, 102, 105
  tiefe 35
Venentonisierung 94
Venenverschlußplethysmographie 90
venöse Thrombosen, Altersbestimmung 110
venöses System 33
Verödungsreaktion 94, 109, 110, 148
Verschlüsse, echoarme 133
Vertebralisstenosen 84
Vertebralisstromgebiet 30
  topographische Einteilung 25
Vertebralisverschluß 84, 133
Vitien 44
Vv. perforantes 41
Vv. tibiales anteriores 33, 106
Vv. tibiales posteriores 33, 106

Wadenmuskelvenenthrombosen 107
Widerstandsindex nach Pourcelot 24
Wiederholungsechos 60, 63

Zone minimaler Gefährdung 151

Springer-Verlag und Umwelt

Als internationaler wissenschaftlicher Verlag sind wir uns unserer besonderen Verpflichtung der Umwelt gegenüber bewußt und beziehen umweltorientierte Grundsätze in Unternehmensentscheidungen mit ein.

Von unseren Geschäftspartnern (Druckereien, Papierfabriken, Verpackungsherstellern usw.) verlangen wir, daß sie sowohl beim Herstellungsprozeß selbst als auch beim Einsatz der zur Verwendung kommenden Materialien ökologische Gesichtspunkte berücksichtigen.

Das für dieses Buch verwendete Papier ist aus chlorfrei bzw. chlorarm hergestelltem Zellstoff gefertigt und im ph-Wert neutral.

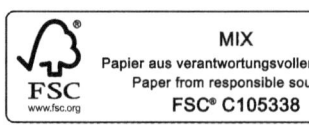

If you have any concerns about our products,
you can contact us on
ProductSafety@springernature.com

In case Publisher is established outside the EU,
the EU authorized representative is:
**Springer Nature Customer Service Center GmbH
Europaplatz 3, 69115 Heidelberg, Germany**

Printed by Libri Plureos GmbH
in Hamburg, Germany